의학용어집 6판 적용

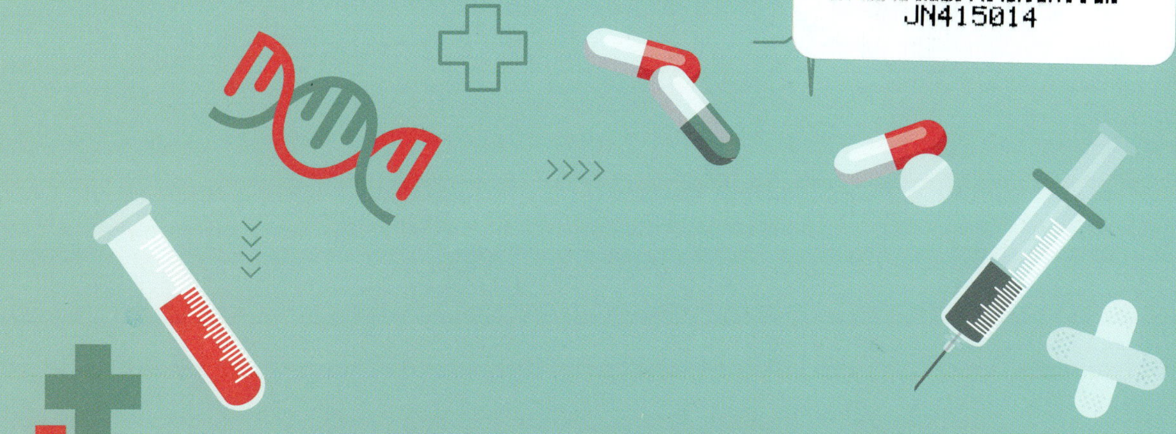

임상병리사를 위한

핵심 의학용어

Essential medical terminology for medical technologists

공저 심문정 · 강윤정 · 장혜진 · 김재경 · 김정호
장혜진 · 강윤정 · 강효진 · 박상남 · 윤희준
이종원 · 이지웅 · 장유지 · 정한나 · 조혜연

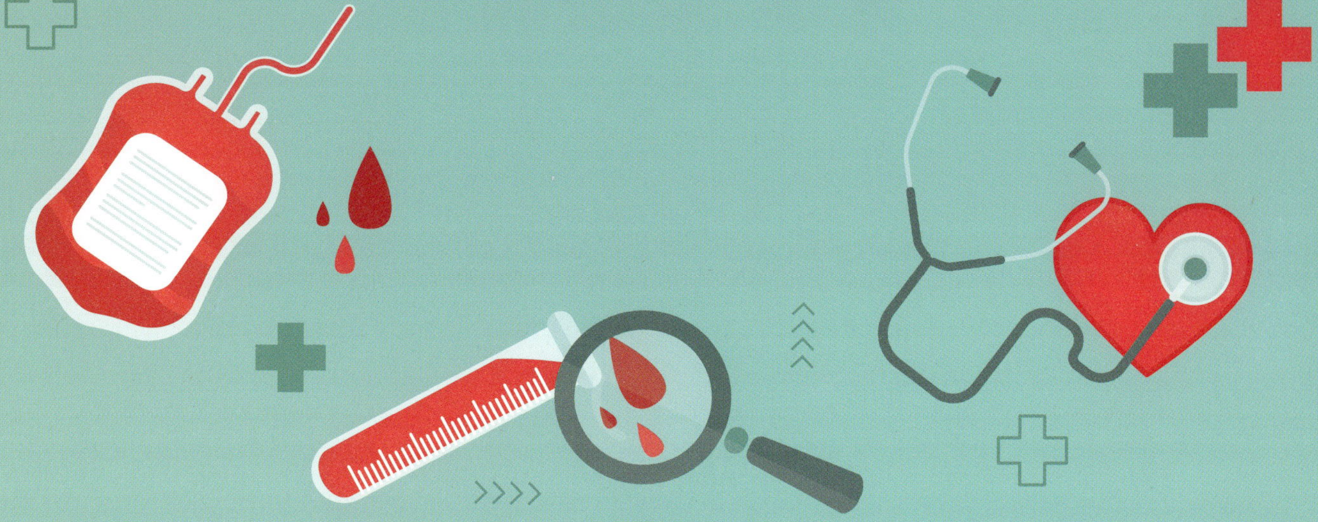

의학교육

| 머리말 |

의학용어는 보건의료인이 되고자 하는 학생들에게 전공 학습, 임상 실습 및 졸업 후 임상현장에서 기초가 되는 전문적이며 실용적인 교과목입니다.

본 교재는 수많은 의학용어 중 임상병리학을 배우는 학생들 뿐 아니라 임상에 계신 진단검사, 병리, 생리기능검사 분야 관련 업무 임상병리사들이 반드시 알아야 할 내용을 중심으로 정리하였으며, 의학용어 뿐 아니라 각 파트별 기본 개념들도 이해하도록 쉽게 설명하였고, 단원별 복습하기 문제를 간단히 넣어 스스로 학습할 수 있도록 구성하였습니다.

주로 학습하는 시기가 신입생인 것을 감안하여 부록편에는 임상병리사의 소개, 주요 업무, 비전과 전망, 진출분야 및 국가시험 정보에 대한 자세한 설명도 첨부하여 처음 임상병리학과를 접하는 학생들에게 좋은 정보를 제공하고자 노력하였습니다.

임상병리학과 학생들에게 유용한 교재를 만들고자 시작하여 진행하였으나 초판인 만큼 아쉬운 점이 많이 있으리라 생각되며 앞으로 더 알찬 내용으로 수정 보완할 것을 약속드리며, 집필에 참여해 주신 교수님들과 교정에 참여해 주신 교수님들의 노고에 깊은 감사의 말을 전합니다. 끝으로 교재가 발간될 수 있도록 도움을 주신 의학교육 대표님을 비롯해 여러 관계자분들께 감사를 드립니다.

미래를 준비하는 학생들에게 지식을 깨달으며 행복을 느낄 수 있는 교재가 되길 바랍니다.

2025년 2월

저자일동

| 목차 |

PART Ⅱ. 각 론

부 록

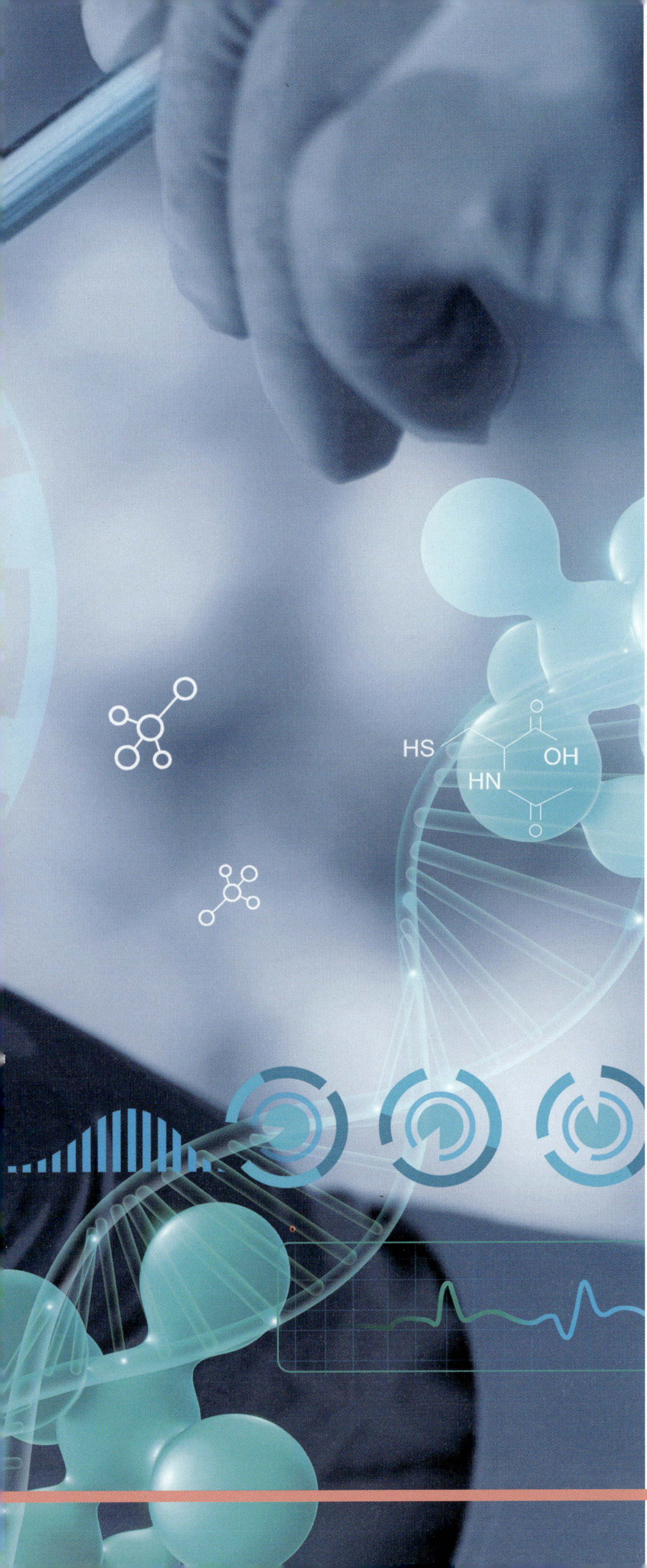

Part I. 총 론

1. 의학용어의 기본구조
2. 인체의 구조
3. 임상병리학 관련 용어

1장 의학용어의 기본 구조
(Basic medical terminology structure)

학습목표

1. 단어성분을 분석하여 의학용어 뜻을 설명할 수 있다.
2. 접두사와 접미어 뜻을 분석하여 의학용어 구조를 이해할 수 있다.

의학용어를 쉽게 이해하기 위해서는 용어를 구성하는 성분들을 알아야 한다. 의학용어의 핵심적인 의미를 나타내는 어근(word root)과 용어의 시작부분에 위치하는 접두사(prefix), 용어의 끝부분에 위치하는 접미사(suffix), 두 개 이상의 어근을 연결하거나, 어근과 접미어를 연결할 때 사용하는 연결모음(combining vowel)으로 이루어져 있다.

어근(word root) : 의학용어의 핵심이 되는 요소
예) myelo(marrow : 골수)

- 접두사(prefix) : 의학용어의 시작부분에 위치하는 요소
  예) pro–(before : –전의)
- 접미사(suffix) : 의학용어의 마지막에 위치하는 요소
  예) –cyte(cell : 세포)

위의 세 요소를 합한 용어는 promyelocyte로 전골수구의 의미를 갖는다.

1. 접두사(prefixes)

1) 수(number), 양(quantity), 크기(size), 정도(degree)와 관련된 접두사

접두사(prefix)	뜻(meaning)		예(example)	
nulli-	non	영	nullipara	미분만부
mono-, uni	one	하나	monocyte	단핵구
bi, di-	two	둘	bilateral	양쪽의

접두사(prefix)	뜻(meaning)		예(example)	
tri-	three	셋	triceps	삼두근
tetra-, quadri-	four	넷	tetraplegia, quadriplegia	사지마비
hyper-	over	정상이상	hypertension	고혈압
hypo-	hypo–	정상이하	hypotension	저혈압
macro-	large	큰	macrocyte	대적혈구
poly-	many	많은	polycythemia	적혈구증가증
hemi-, semi-	half	–의 반	hemiplegia, semicoma	반신마비
multi-	many	많은	multiple myeloma	다발골수종
oligo-	little, scanty	과소, 결핍	oliguria	핍뇨
pan-	all, whole	전체	pancytopenia	온(범)혈구감소증
lepto-	thin, fine	엷은	leptocyte	표적적혈구
pachy-	thick	두꺼운	pachymeningitis	경뇌막염
steno-	narrow	좁은	stenosis	협착증

2) 긍정(affirmative), 부정(negative)과 관련된 접두사

접두사(prefix)	뜻(meaning)		예(example)	
a-, an-	without	없음	anemia	빈혈
syn-	together	함께	syndrome	증후군
iso-	equal	동등, 동일	anisocytosis	적혈구부동증
anti-	against–	에 반하여	antibiotics	항생제
mis-	wrong	잘못된	misdiagnosis	오진
dys-	painful, bad, abnormal	통증이 있는, 나쁜, 비정상적인	dysuria	배뇨곤란
re-	backward, again	재차, 다시	rehabilitation	재활
contra-	opposite	반대	contraindication	사용금지사유(금기)
im-	not, lack	–이 아닌	immobility	고정, 정지

3) 위치(location), 장소(place)와 관련된 접두사

접두사(prefix)	뜻(meaning)		예(example)	
en-	in, inside	–내의	encephalitis	뇌염
inter-	between	사이의	intercellular	세포사이의
ab-	away from	외전의	abduction	외전
ad-	toward	내전의	adduction	내전
supra-	above	보다 위의	superior	우수한
dia-	across	격리	diaphragm	가로막(횡격막)
circum-	around	주위의	circumocular	눈 주위의
ex-, extra	outside	–외부	extracellular	세포밖의
para-	around, near	–의 주의의	parasite	기생충
per-	throught	–을 경유해서	percutaneous	피부를 통한
peri-	around	–주위의	perinuclear	핵주위의
epi-	upon, over	–위의	epigastric	상복부의
intra-	within	–내의	intravenous	정맥내의
sub-	under	–아래의	subcutaneous	피하의
endo-	within, inner part	–안, 안쪽의	endoscopy	내시경
meta-	change,	변화, 이동, –후에	metastasis	전이
antero-	in front of	앞쪽, 전방	anterior	앞의
postero-	behind	뒤쪽, 후방	posterior	뒤의
cephalo-	head	머리	cephalad	머리쪽에
caudo-	tail	꼬리	caudad	꼬리쪽에
meso-	middle	중간부위	mesothelial	중피의
dextro-	right	우측	dextrocardia	우심증
sinistro-	left	좌측	sinistromanual	왼손잡이

4) 시간(time), 속도(speed)와 관련된 접두사

접두사(prefix)	뜻(meaning)		예(example)	
brady-	slow	느린	bradycardia	서맥
tachy-	fast	빠른	tachycardia	빈맥
acutus-	sharp	급성	acute	급성
chrono-	time	만성, 시간	chronic	만성
pre, ante-	before	–전에	antenatal	산전, 출산전
pro-	before	앞, 전	prognosis	예후
post-	after	–후에	postpartum	산후, 출산후

5) 기타 접두사

접두사(prefix)	뜻(meaning)		예(example)	
auto-	self	자신의	autoantibody	자기항체
neo-	new	새로운	neoplasm	신생물
leuko-	white	흰색의	leukocyte	백혈구
cyano-	blue	청색의	cyanosis	청색증
erythro-	red	적색의	erythrocyte	적혈구
melano-	black	흑색의	melanoderma	흑피증
purpuro-	purple	자주색의	purpura	자반증
chloro-	green	녹색의	chloroma	녹색종
xantho-	yellow	황색의	xanthoma	황색종
homo-	same	유사한, 동등의	homogeneity	동질성
heter-	other	다른	heterogeneity	이질성
normo-	normal	정상의	normocyte	정상세포
terato-	malformation	기형의	teratoma	기형종
sclero-	hard	딱딱한	sclerosis	경화증
pseudo-	false	거짓의	pseudocyesis	상상임신

2. 접미사(suffixes)

1) 병적 상태(pathological condition)와 관련된 접미사

접미사(suffixes)	뜻(meaning)		예(example)	
-cele	hernia, protrusion	탈출	rectocele	직장(곧창자)탈출증
-opsy	inspection	의학적 검사	biopsy	생검
-itis	inflammation	염증	hepatitis	간염
-osis	abnormal condition	비정상적인 상태	cyanosis	청색증
-oma	tumor	종양	hepatoma	간암
-ptosis	falling	하수	gastroptosis	위하수
-ectasia	dilatation	확장	bronchiectasis	기관지확장증
-rrhexis	rupture	파열	enterorrhexis	장파열
-lysis	destruction	파괴	hemolysis	용혈
-plasm	growth	성장	neoplasm	신생물
-pathy	disease	질환	hemoglobinopathy	혈색소병
-trophy	nourishment	영양물	atrophy	위축
-malacia	softening	연화	osteomalacia	골연화증
-megaly	enlargement	거대	hepatomegaly	간비대
-ia	condition	병명	malaria anemia	말라리아 빈혈
-emia	blood	혈액의 상태	uremia	뇨독증
-algia	pain	통증	neuralgia	신경통
-rrhea	flow, discharge	유출, 누출	gonorrhea	임질
-genesis	development, formation	형성, 발생	pathogenesis	발병기전, 병인론
-opia	vision	시각	diplopia	복시
-staxis	bleeding	출혈	epistaxis	비출혈, 코피
-rrhage	bleeding	누출, 출혈	hemorrhage	출혈
-penia	decreases, deficiency	감소, 결핍	leukopenia	백혈구감소증

접미사(suffixes)	뜻(meaning)		예(example)	
-pepsia	digest	소화	dyspepsia	소화불량
-plegia	paralysis	마비	hemiplegia	반신마비
-sclerosis	hardening	경화	arteriosclerosis	동맥경화증
-stasis	standing still, stopping	정체, 정지	hemostasis	지혈
-stenosis	narrow	좁아지는 것	arteriostenosis	동맥협착
-trophy	growth	성장	hypertrophy	비대

2) 치료(treatment), 수술(operation)과 관련된 접미사

접미사(suffixes)	뜻(meaning)		예(example)	
-therapy	treatment	치료	chemotherapy	화학요법
-plasty	repair	성형술	rhinoplasty	코성형술
-centesis	puncture	천자술	thoracocentesis	흉강천자술
-desis	fixation	고정술	tenodesis	힘줄고정술
-ectomy	excision	절제, 적출	splenectomy	지라절제(적출)술
-tomy	incision	절개	tracheotomy	기관절개술
-rrhaphy	suture	봉합	myorrhaphy	근(육)봉합술
-pexy	fixation	고정술	gastropexy	위고정술
-clasis	destruction	파괴	osteoclasis	외과적 골절

3) 진단(diagnosis), 검사(examination)와 관련된 접미사

접미사(suffixes)	뜻(meaning)		예(example)	
-scope	examining instrument	검사기	endoscope	내시경
-scopy	examining	검사법	endoscopy	내시경검사
-meter	measuring instrument	측정기	spectrophotometer	분광광도계

접미사(suffixes)	뜻(meaning)		예(example)	
-metry	measuring	측정법	spectrophotometry	분광광도법
-graphy	method of recording	기록방법, …술	mammography	유방촬영술
-graph	instrument for recording	기록하는 도구, 기계	electrocardiograph	심전도계
-gram	written	기록된 그림(영상)	mammogram	유방촬영영상

4) 기타 접미사

접미사(suffixes)	뜻(meaning)		예(example)	
-logist	specialist	전문가	medical technologist	임상병리사
-logy	study	학문	medical terminology	의학용어
-blast	embryonic	미성숙된, 모세포의	myeloblast	골수모구
-poiesis	production	생산	hematopoiesis	조혈
-phobia	fear	공포	claustrophobia	폐소공포증
-genic	origin	기원	osteogenic	뼈형성의
-cyte	cell	세포	thrombocyte	혈소판
-gnosis	knowledge	지식	prognosis	예후

복습하기(review)

1. 다음 뜻을 가진 접두사를 고르시오.

보기				
① against	② bad, abnormal	③ red	④ all	⑤ new
⑥ false	⑦ equal	⑧ slow	⑨ white	⑩ hard

1) dys- ( )　　2) anti- ( )
3) neo- ( )　　4) pseudo- ( )
5) pan- ( )　　6) erythro- ( )
7) sclero- ( )　　8) brady- ( )
9) leuko- ( )　　10) iso- ( )

2. 다음 뜻을 가진 접미사를 고르시오.

보기				
① -oma	② -itis	③ -cyte	④ -pathy	⑤ -logy
⑥ -ectomy	⑦ -lysis	⑧ -therapy	⑨ -phobia	⑩ -megaly

1) excision ( )　　2) tumor ( )
3) cell ( )　　4) disease ( )
5) study ( )　　6) inflammation ( )
7) treatment ( )　　8) fear ( )
9) enlargement ( )　　10) destruction ( )

3. 다음 의학용어의 뜻을 쓰시오.

1) hemolysis ________　　2) uremia ________
3) monocyte ________　　4) hypertension ________
5) antibiotics ________　　6) anemia ________
7) parasite ________　　8) prognosis ________
9) hepatitis ________　　10) endoscopy ________

2장 인체의 구조 - 위치, 방향, 움직임, 체강 등

학습목표

1. 인체의 구조를 이해한다.
2. 인체의 해부학적 자세, 위치, 방향에 관한 용어를 익힌다.

1. 전공 관련 의학용어

1) 어근(word roots)

어근(word roots)	뜻(meaning)		예(example)	
cyt/o	cell	세포	cytoplasm	세포질
path/o	disease	질병	pathogen	병원체
specif-	species	종	specificity	특이성
-crimin-	distinguish	구별하다	discrimination	식별
morph/o	form	형태	polymorphic	다형성의
nucle/o	seed	핵의	nucleus	핵
hist/o	tissue	조직	histology	조직학
fibr/o	fiber	섬유	fibrosis	섬유화
somat/o	body	신체	somatic	신체에 속하는

2) 접두사(prefixes)

접두사(prefix)	뜻(meaning)		예(example)	
hyper-	excessive	과도한	hypersplenism	비기능항진증
hypo-	below	미만, 아래, 감소한	hypoxia	저산소증
hemi-	half	반쪽의, 한쪽면	hemisphere	반구체
semi-	half	반쪽의, 부분적인	semisolid	반고체
di-	two	두 개, 두번	dimorphous	두 개의 형태를 가진
tri-	three	3개, 삼	triplet	세쌍둥이 중의 하나
quadri/i-	four	4개	quadrant	네 구역 중 하나
multi-	many	수가 많은	multiple	다수의

3) 접미사(suffixes)

접미사(suffixes)	뜻(meaning)		예(example)	
-ase	enzyme	효소	lipase	지방소화효소
-graph	instrument for recording data	자료를 기록하는 기구	polygraph	다용도기록계
-graphy	act of recdrding data	자료를 기록하는 행위	radiography	x-선을 이용하여 그림을 얻음
-gram	a record of data	자료의 기록	somogram	초음파영상
-meter	measurement of	측정의	audiometer	청력계

2. 신체의 조직적 구조(structure organization of the body)

사람의 신체는 세포와 조직, 기관, 그리고 계통으로 이루어져 있다. 이러한 요소들은 계층적 방식으로 배열되어 있다. 세포들이 모여 조직을 이루고, 조직들이 합쳐져 장기를 이루며, 장기들이 모여 계통을 형성하고 모든 계통이 합쳐져 신체를 구성한다.

1) 세포(cell)

여러 분자들이 모여 세포를 구성하는 것으로 개체의 가장 기본단위이다. 가장 작은 신체구조물로서 자극에 반응하고, 대사활동에 관여하며, 스스로 재생하는 능력을 가지고 있다. 신체를 이루는 조직과 기관은 모두 세포로 이루어져 있다. 또한 세포들은 매우 특수한 가능을 수행하기도 하는데 예로는 근육세포의 수축과 신경세포의 활동전위 전달을 들 수 있다. 일반적인 세포는 핵(nucleus), 세포질(cytoplasm), 세포막(cell membrane)을 가진다.

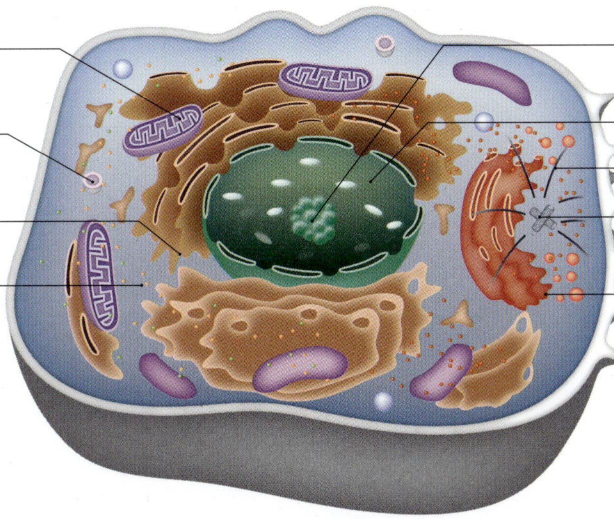

그림 2-1 **세포의 구성**

용어	뜻	설명
muscle cell	근육세포	길고 가늘며 수축, 이완을 도울 수 있도록 섬유(fiber)를 포함하고 있다.
epithelial cell	상피세포	기관의 내부를 보호를 하기 위하여 정사각형이나 납작한 형태로 되어있다.
nerve cell	신경세포	흥분(impulse)을 전달할 수 있도록 매우 길고 여러 가지 섬유성 확장을 가진다.
fat cell	지방세포	지방을 간직할 수 있도록 크고 비어있는 공간을 가지고 있다. 그밖에도 여러 종류가 있다.

2) 조직(tissue)

조직은 특수한 역할을 하기 위해 함께 모여 일하는 비슷한 세포군이다. 즉, 같은 종류의 세포집단, 개체내에서 분화의 방향이 같고 구조와 기능이 비슷한 세포집단을 조직(tissue)이라 한다. 조직학자(histologist)는 조직(hist/o=tissue)을 연구하는 전문 과학자이다. 조직에는 상피조직(샘조직, 막조직), 결합조직(지지조직), 근육조직, 신경조직 등이 있다.

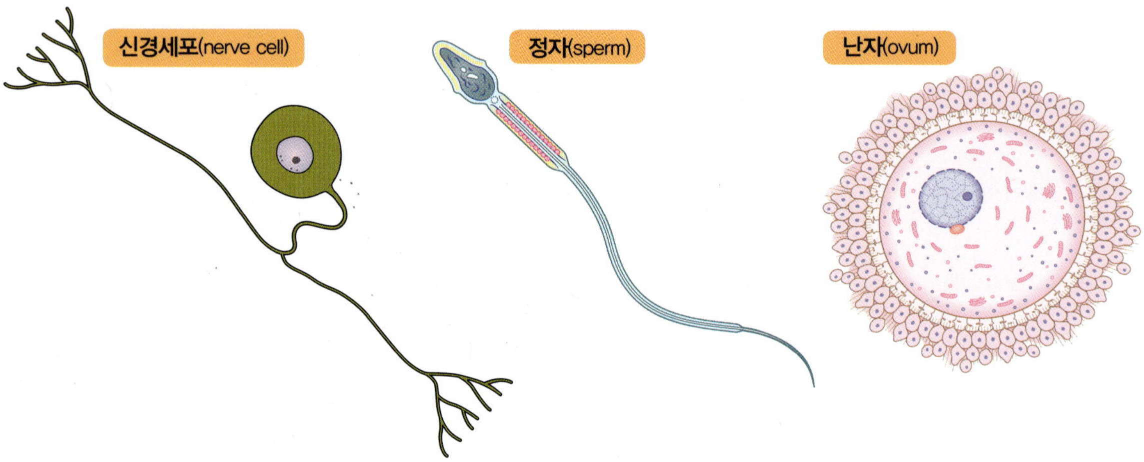

그림 2-2 다양한 종류의 세포

(1) 상피조직(epithelial tissue)

상피조직은 막으로 배열되어 있으며 보호작용, 흡수작용, 분비, 감각기능을 가진다. 인체의 바깥표면(표피)이나 인체공간(가슴공간, 배공간), 맥관의 안쪽표면, 그리고 각 기관(organ)의 바깥표면과 안쪽공간면을 모두 덮는 막성 조직이다. 상피조직은 표면을 보호하는 역할을 하며 흡수작용, 분비작용, 감각기능도 한다. 형태와 배열에 따라 다음과 같이 분류한다. 상피는 단층(simple) 또는 중층(stratified)이 있다.

- 샘 조직(glandular tissue)

  : 샘(gland)은 세포의 생성물을 도관(duct)을 통하여 배출시키는 외분비샘(exocrine gland)과 주변의 혈관으로 분비시키는 내분비샘(endocrine gland)으로 구분되는 분비조직이다.

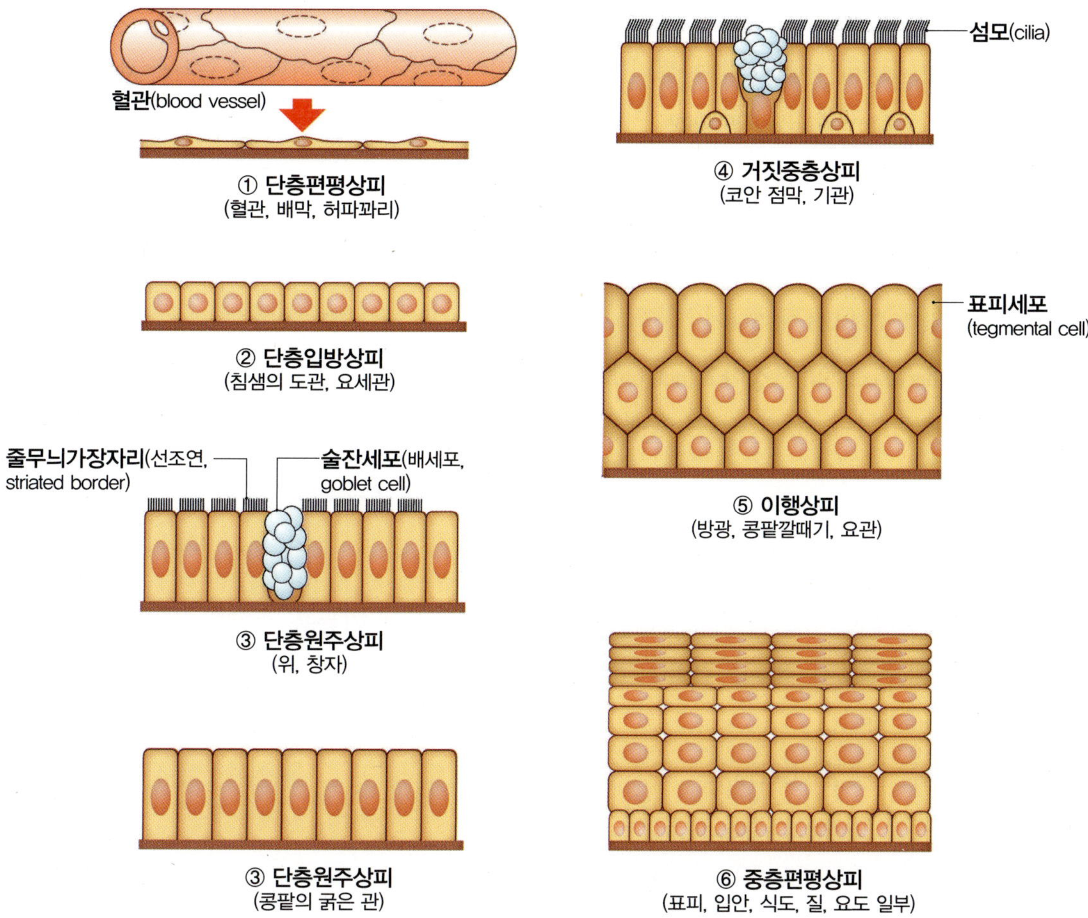

그림 2-3 상피조직의 종류

(2) 결합조직(connective tissue)

다른 조직들을 지지하고 연결하며, 여러 인체 구조물을 지지하는 중배엽성 조직이다. 뼈(bone)와 연골(cartilage), 혈액(blood)과 림프(lymph), 지방조직(fat, adipose tissue)등이 있다.

- 지지조직 : 뼈(bone)와 연골(cartilage)
- 액상조직 : 혈액(blood) – 적혈구, 백혈구, 혈소판, 혈장
  – 림프(lymph) : 림프구
- 지방조직(fat, adipose tissue)

(3) 근육 조직(muscle tissue)

신체의 근육조직은 구조와 기능에 의해 다음과 같이 3가지로 구별된다.

- 뼈대근육(skeletal muscle, 골격근) : 횡문근 + 수의근
  – 온몸의 관절운동에 관여한다. 조직학적으로 가로 무늬가 있기 때문에 가로무늬 근육(striated muscle)이며, 뇌척수신경의 운동신경에 의해 지배를 받으므로 수의근(voluntary muscle)이다.

- 민무늬근육(smooth muscle, 평활근) : 내장근 + 불수의근
  - 내장근(visceral muscle)이며 생리학적으로 자율신경지배에 의한 불수의근(involuntary muscle)이며, 작용은 자동성(autonomous)이다. 뼈대근육과 달리 가로무늬가 없다.
- 심장근육(cardiac muscle) : 불수의근
  - 심장벽에서만 볼 수 있으며, 가로무늬가 있으며 불수의근이다.

(4) 신경조직(nervous tissue)

신경세포(nerve cell)와 신경아교(neuroglia)가 있다. 신경세포는 세포체와 돌기로 구성되며 이것을 뉴런이(neuron)라 한다. 신경조직은 흥분을 전달한다.

3) 기관(organ)

몇 종류의 조직이 모여서 일정한 형태를 갖추고, 또 일정한 기능을 수행할 수 있게 된 것이 기관이다. 복부장기(abdominal viscera)는 간(liver), 위(stomach), 장(intestine), 췌장(pancreas), 비장(spleen), 쓸개주머니(gallbladder) 등이다.

- 내부장기 – 내장(viscera)
- 복부장기(abdominal viscera)
  - · 간(liver), 위(stomach), 장(intestine), 췌장(이자, pancreas)
  - · 비장(지라, spleen), 담낭(쓸개, gallbladder)
- 위(stomach)의 구성
  - · 내측 – 상피조직(점막), 중간측–평활근조직(muscular tissue)
  - · 외측 – 상피조직
- 위의 기능 : 음식 수송 및 소화

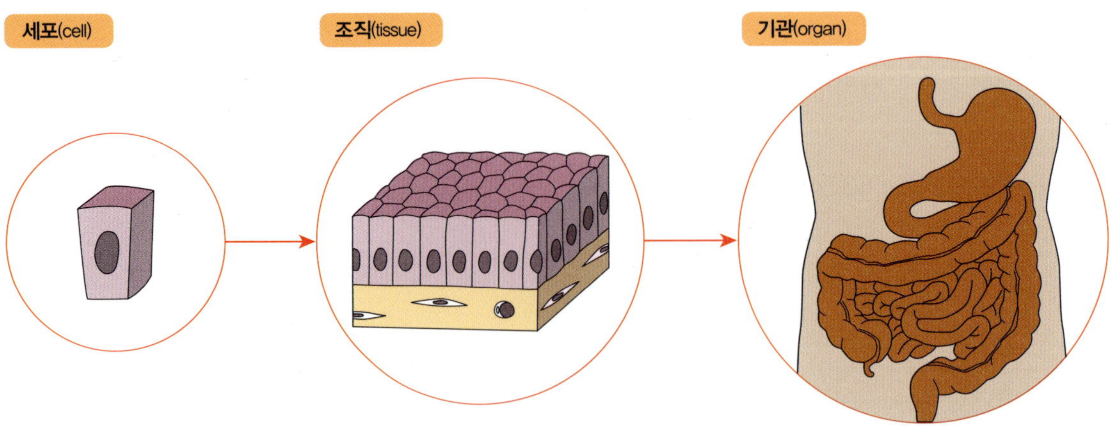

그림 2–4 세포에서 기관으로

4) 계통(system)

복잡한 기능을 수행할 수 있도록 협동적으로 작동하는 여러 기관으로 구성되어 있다. 인체의 계통에는 피부계통, 근육뼈대계통, 심장혈관계통, 혈액계통, 림프계통, 호흡계통, 소화계통, 비뇨계통, 여성생식계통, 남성생식계통, 내분비계통, 신경계통이 있다.

5) 유기체(organism)

가장 복잡한 형태이며 살아 있는 인체를 말한다.

3. 해부학적 자세(Anatomical position)

해부학적 자세는 인체에서 구조물 위치와 상관관계를 설명할 때 기준이 되는 자세이다. 해부학적 자세란 똑바로 서서 정면을 주시한 상태에서 팔은 내리고, 손바닥은 정면을 향하는 자세를 취한다. 또한 다리는 발과 나란히 두고, 발가락은 정면을 향한 상태를 말한다.

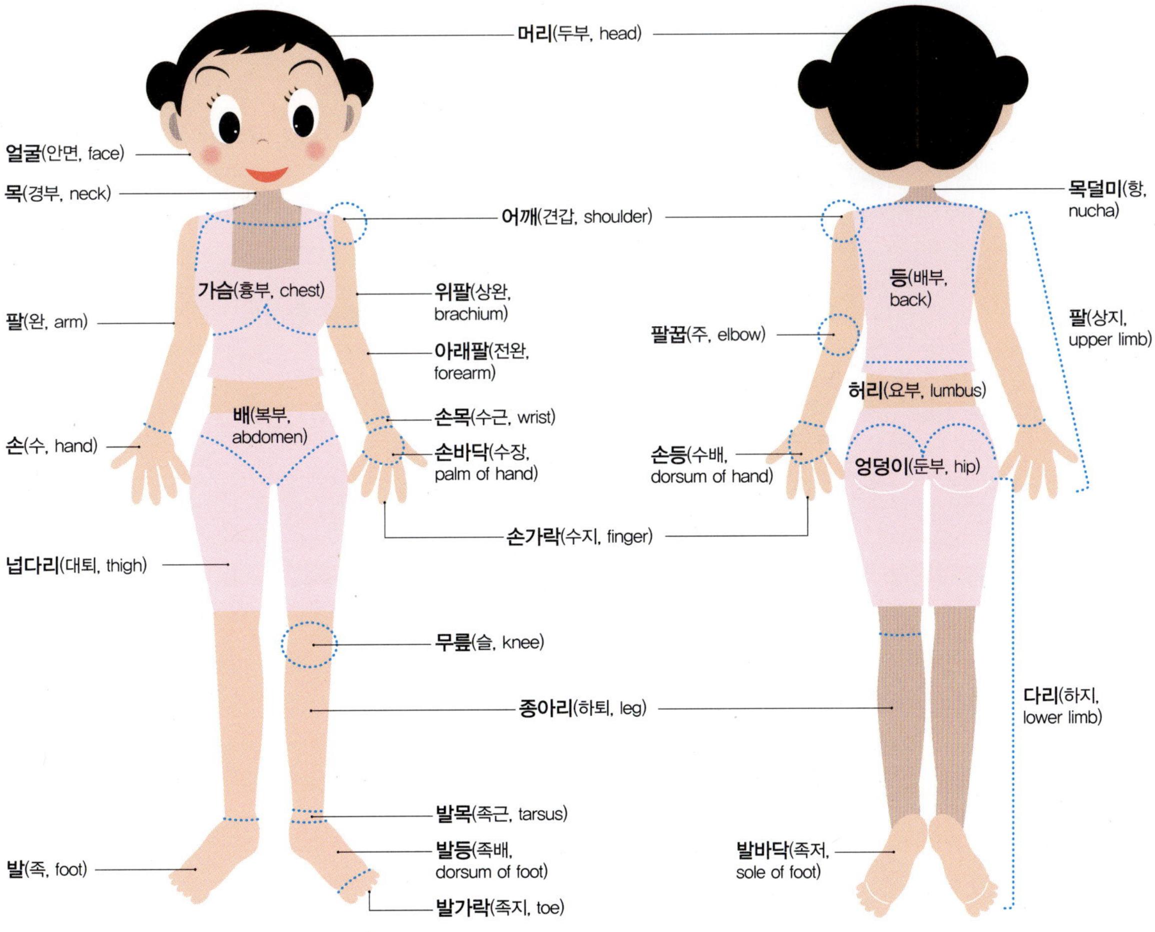

그림 2-5 인체의 명칭

1) 상대적 위치 용어

용어	뜻	설명
medial / lateral	안쪽 / 가쪽	각각 몸의 정중면에 가까이, 멀리 위치하는 것을 나타내는 용어이다.
superior / inferior	위쪽 / 아래쪽	몸의 위쪽(머리 방향)과 아래쪽(발 방향)을 나타내는 용어
ventral / dorsal	배쪽 / 등쪽	배와 등 방향을 나타내는 용어
cranial / caudal	머리쪽 / 꼬리쪽	네발로 걷는 동물에서는 앞과 뒤를 나타내는 용어
anterior / posterior	앞 / 뒤	두 발로 서 있는 사람에서 배와 등을 나타내는 용어
radial / ulnar	노쪽 / 자쪽	가쪽과 안쪽을 가리킬 때 사용하는 용어

2) 위치와 방향에 대한 용어

용어	뜻	설명
anterior	앞쪽	인체의 앞면
anteroposterior	앞뒤쪽	신체의 앞 뒤 방향
bilateral	양쪽	양쪽이나 양 방향
caudad	꼬리쪽에	꼬리쪽 또는 몸통의 아래쪽을 향하는
caudal	꼬리쪽	꼬리에 가까운 부위
cephalad	머리쪽에	머리쪽 또는 몸통의 위쪽을 향하는
cephalic	머리쪽	머리에 가까운 부위
deep	깊은, 심	표면에서 멀어진 곳
distal	먼쪽, 원위	몸통에서 멀어진 쪽
dorsal	등쪽	등이 있는 부위
external	바깥쪽, 외	바깥쪽
internal	속쪽, 내	~속
lateral	가쪽	몸의 정중면에서 먼 부위
medial	안쪽	몸의 정중면에 가까운 부위
mediolateral	중가쪽	가운데와 가쪽에 관련된
parietal	벽쪽	공간의 바깥 벽쪽

용어	뜻	설명
posterior	뒤쪽	등이 있는 부위
posteroanterior	뒤앞쪽	신체의 뒤쪽에서 앞쪽으로 향하는
proximal	몸쪽	팔다리에서 몸통에 가까운 부위
superficial	얕은, 천	표면을 향하거나 표면 위
superior	위쪽	머리에 가까운 부위
unilateral	한쪽	어느 한쪽이나 한 방향
ventral	배쪽	배가 있는 부위
visceral	내장쪽	공간속의 장기에 가까운 쪽

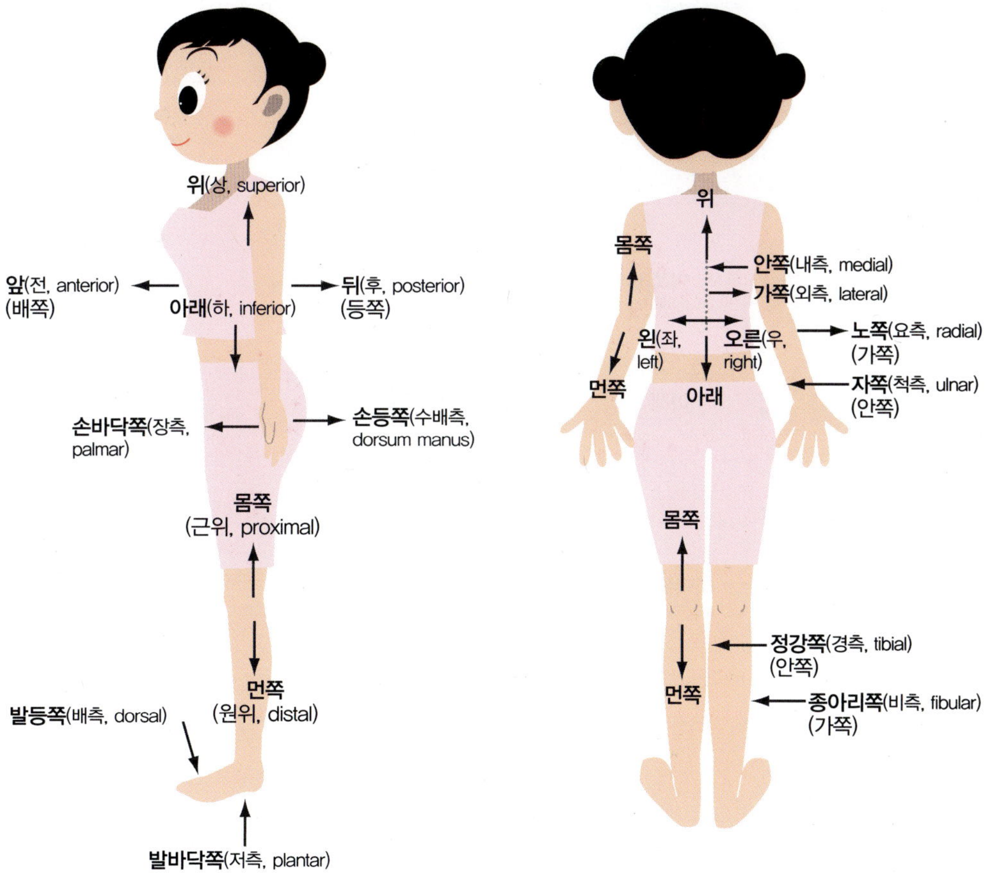

그림 2–6 인체의 방향을 표현하는 용어

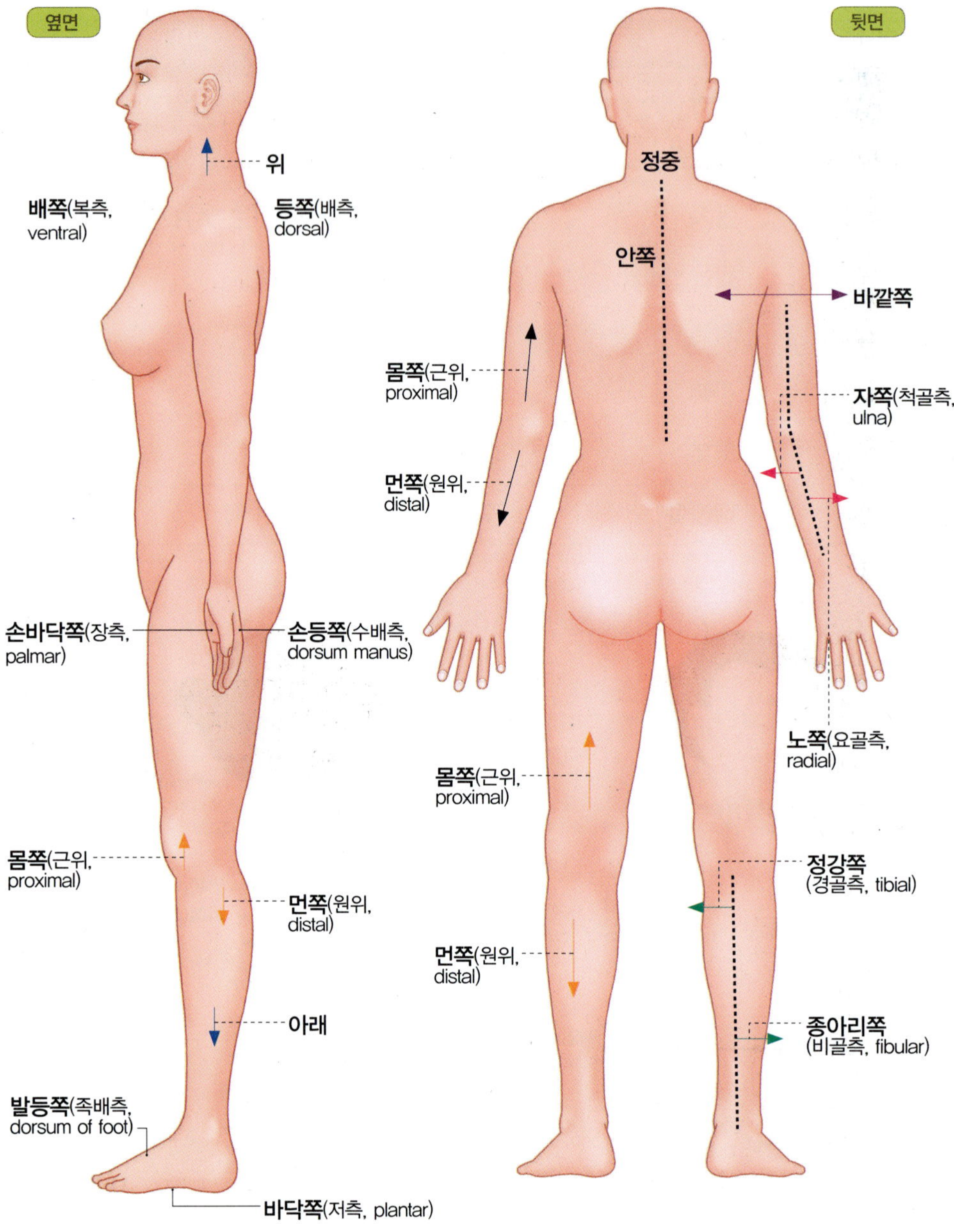

그림 2-7 인체의 명칭 2

4. 몸의 단면

인체의 부위와 구조를 명료하게 표시하고, 통일되게 기술하기 위한 표준자세를 해부학적 자세(anatomical position)라 한다. 인체의 면은 해부학적 자세에서 인체를 분할할 수 있는 이마면(frontal plane), 시상면(sagittal plane), 가로면(transverse plane)이 있다.

용어	뜻	설명
median plane	정중면	몸을 좌우 양쪽이 대칭이 되도록 나누는 수직면을 말하며 정중시상면이라고도 한다.
sagittal plane	시상면	정중면에 평행한 모든 면을 말하며 정중옆면이라고도 한다. 수 많은 시상면 중에서 가운데에 있는 것이 정중면이다. 시상면을 따라 신체 내부를 절단한 단면을 시상단면이라고 한다.
coronal(frontal) plane	관상면	몸을 앞뒤로 나누는 수직면으로 정중면에 직각인 수직면이며 이 용어는 이면의 방향이 머리뼈의 관상봉합과 일치하는 것에서 유래되어 이마면이라고도 한다. 관상면을 따라 신체 내부를 절단한 단면을 관상단면, 이마단면이라고 한다.
horizontal plane	수평면	몸을 위, 아래로 나누는 면. 수평으로 지나는 면으로 정중면, 관상면 모두와 직각을 이룬다.
transverse plane	가로면	수평면(horizontal plane)이라고도 하며, 지면과 평행하게 신체 내부를 절단한 면이다. 이 절단면은 신체 또는 신체구조물을 윗부분과 아랫부분으로 나누며, 정중면과 관상면에 직각을 이룬다. 가로면을 따라 신체 내부를 절단한 면을 가로단면이라고 한다.

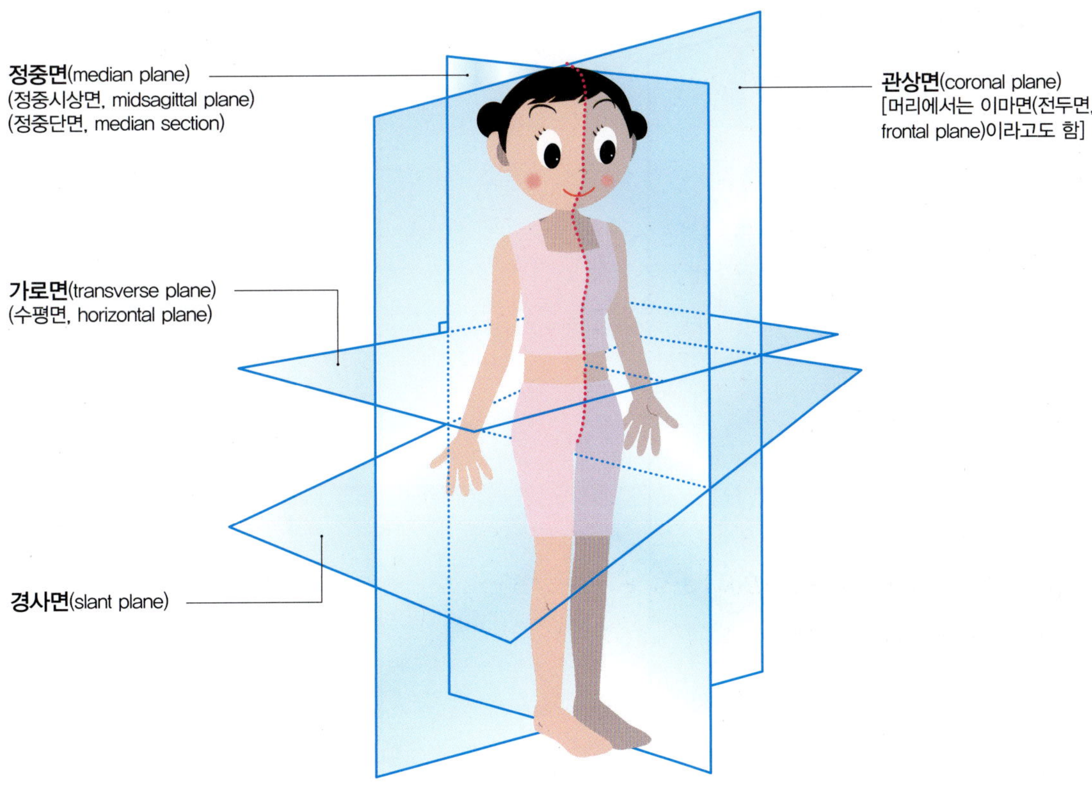

그림 2-8 **인체의 단면을 표현하는 명칭**

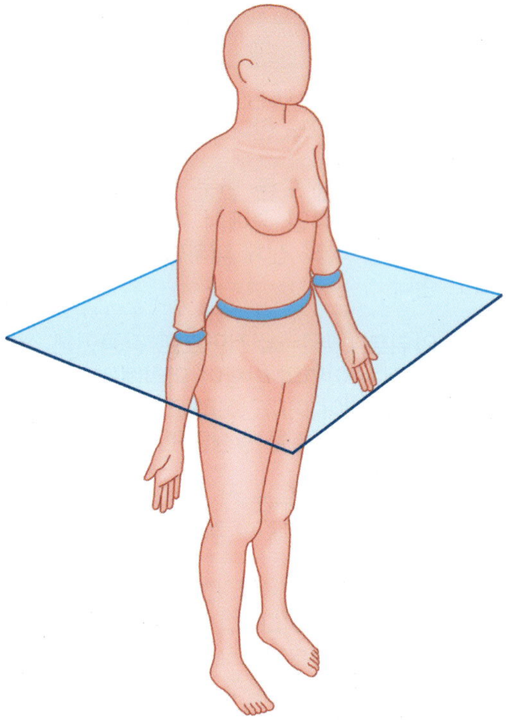

수평면(horizontal plane)

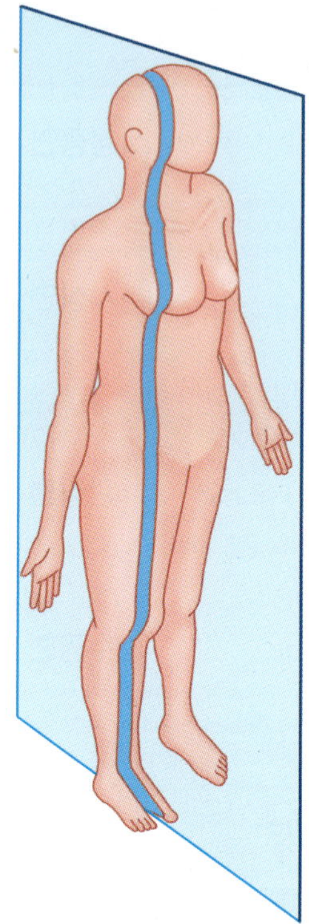

시상면(sagittal plane)

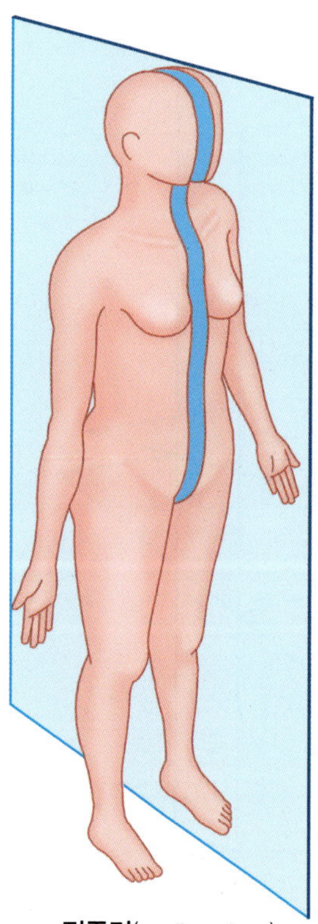

정중면(median plane)

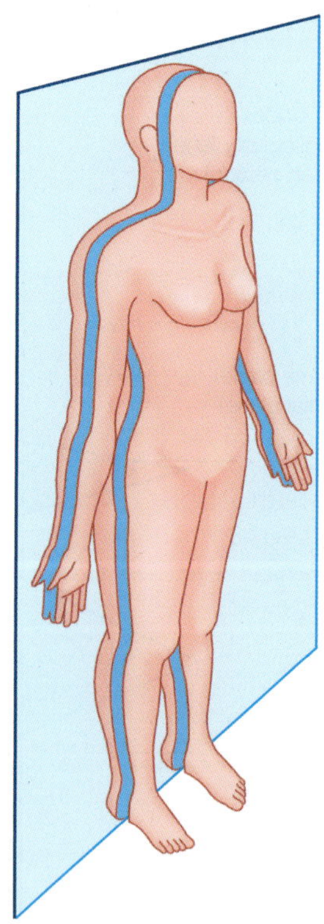

전두면(이마면, frontal plane)

그림 2-9 **인체의 단면**

5. 체강(body cavity)

등쪽체강(dorsal body cavity)은 두 개의 주요 부분, 즉 뇌를 포함하는 머리뼈안(두개강, ranial cavity)과 척수를 포함하는 척수강(spinal cavity)으로 구성된다. 배쪽체강(ventral body cavity) 가슴안, 흉강과 복골반강을 말한다. 흉강에는 두 개의 폐 그리고 폐 사이 공간인 종격이 위치하고 있다. 흉강과 복골반강 사이에는 실제적인 물리적 장벽이 존재하는데, 이를 가로막(횡경막)이라고 부른다. 가로막(횡경막)은 호흡에 관여하는 근육이다. 복골반강은 일반적으로 상부의 복강과 하부의 골반강으로 나뉜다. 배쪽체강에 위치한 장기들을 합쳐서 내장이라고 부른다.

모든 배쪽 체강은 2층으로 이루어진 막에 의해 싸여 있으며, 이 막을 흉강에서는 흉막이라 하고, 복강에서는 복막이라고 한다. 체강을 덮고 있는 바깥층을 벽쪽층이라 하고, 내장을 감싸고 있는 안쪽층을 내장쪽층이라고 한다.

흉강에 분포하는 흉막은 나뉘어져 폐를 둘러싸는 흉막강과 심장을 둘러싸는 심낭을 형성한다.

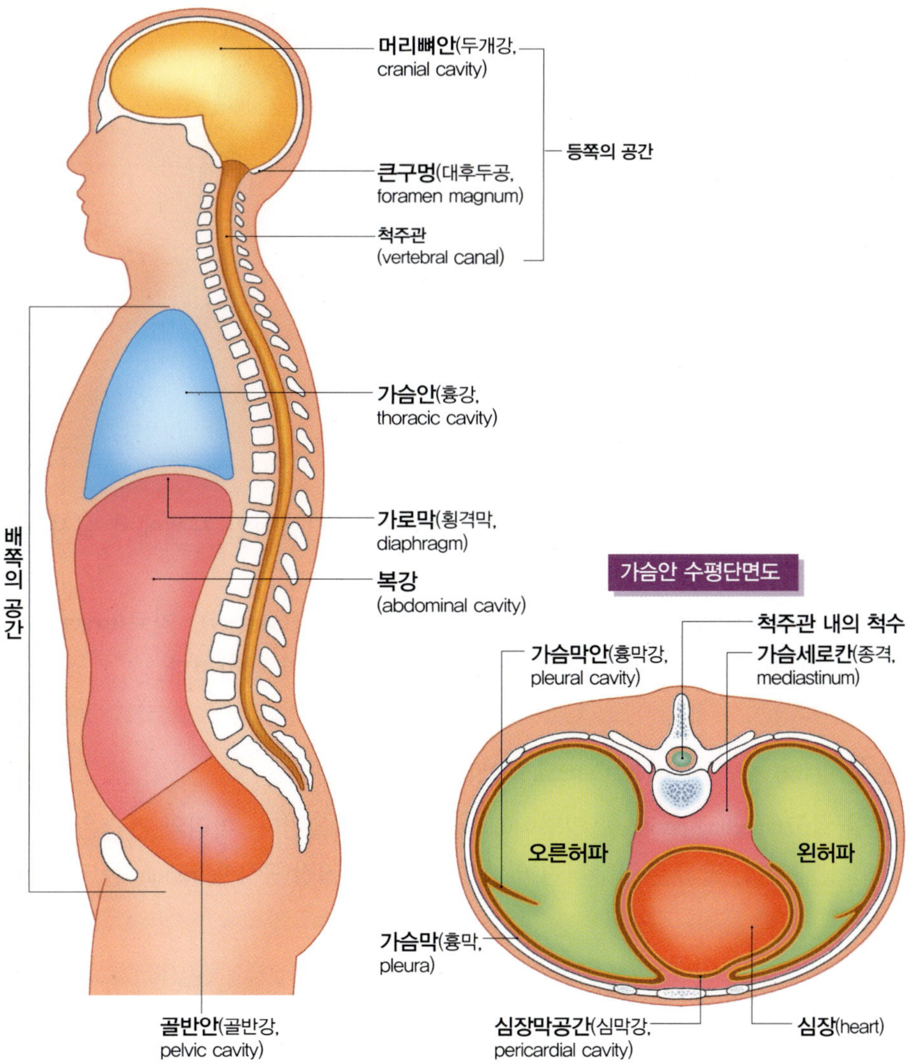

그림 2-10 인체의 공간

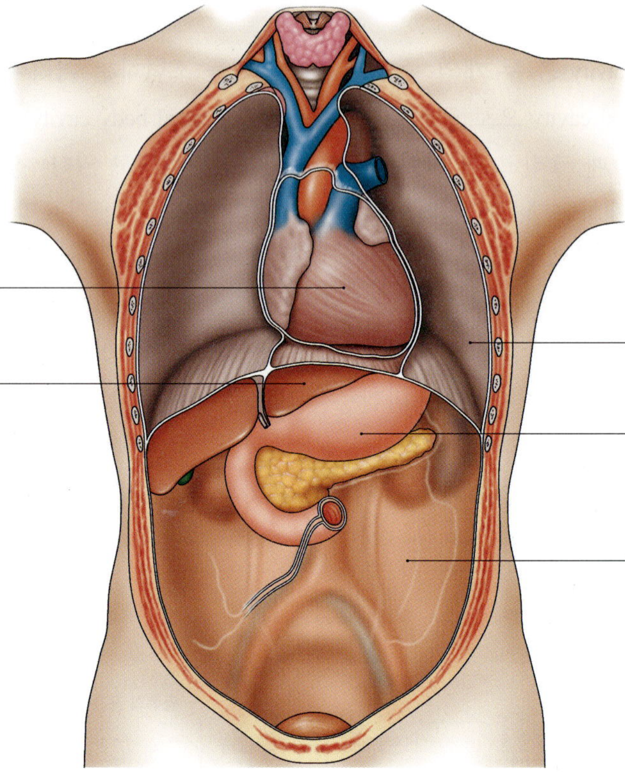

그림 2-11 **가슴배부분의 내장 모습**

6. 치료와 검사를 위한 자세

환자에 대한 검사, 수술, 혹은 치료를 실시할 경우 정확하고 안정적인 자세에서 실시해야 한다. 환자는 검사대 위에서 소독포로 몸이 덮이게 된다.

환자는 의학적 검사(medical examinations), X선 촬영(x-ray), 수술(surgery), 치료(treatment)를 위하여 여러 자세를 취해야 한다. 이러한 자세는 환자의 치료 혹은 성(sex)에 따라 달라진다.

1) 무릎가슴자세(슬흉위, knee-chest position)

환자는 무릎을 꿇고(kneeling position), 엉덩이(buttocks)를 들어올린다. 머리와 가슴은 검사대에 붙이고, 팔은 머리 위로 편 상태이며, 팔굽은 구부러져 있다. 이 자세는 직장(곧창자, rectum)를 검사할 때의 자세다.

2) 결석제거술자세(쇄석위, lithotomy position)

환자는 바로누운자세(앙와위, supine position)로 누워있고, 무릎은 굽히며 발은 등자(stirrups)에 걸쳐 있게 된다. 이 자세는 질검사(vaginal examination)와 자궁경부세포검사(Papanicolaou test, Pap test)에 쓰인다.

3) 배횡와위(dorsal recumbent position)

환자는 바로누운자세(앙와위, supine position)로 누워있고, 무릎은 굽히며 발은 검사대에 놓는다. 이 자세는 여성에서는 질검사와 직장검사에 쓰이고, 남자에서는 직장검사에 쓰인다.

4) 심스자세(sims position)

환자는 왼쪽으로 돌아누운 상태이며, 왼팔은 몸통의 뒤로 향하고, 오른팔은 몸통의 앞쪽으로 향하며, 팔굽은 굽힌다. 오른무릎은 심하게 굽히고, 왼무릎은 약간 굽힌다. 이 자세는 여성의 질검사와 직장검사에 쓰이고, 남자에서는 직장검사에 쓰인다. 이 자세는 관장(enema) 시에도 쓰인다.

5) 엎드린자세(복와위, prone position)

환자는 배를 검사대에 부착한 상태로 엎드려 있고, 머리는 약간 돌아가고 팔은 머리위로 올라가 있다. 이 자세는 등, 척추, 다리의 검사에 이용된다.

6) 파울러체위(fowler's position)

환자는 반앉은자세(반자위, semisitting position) 상태이며, 검사대의 머리부분은 45~60도 정도 기울어져 있으며, 무릎은 굽히거나 굽히지 않은 상태이며 45도 이상은 높은 파울러체위 (High Fowler's position)라고 하고, 30도 이하를 반파울러체위(semi Fowler's position)라고 하며, 이 자세는 폐를 확장시키는 데 도움을 주어서 호흡곤란 환자에게 쓰인다.

7) 바로누운자세(앙와위, supine position)

환자는 등을 검사대에 대고 누워 있으며, 팔은 몸통 옆에 위치한다. 이 자세는 가슴, 심장, 배, 그리고 팔다리의 검사에 이용되며, 머리와 목 부위 검사에도 이용되며, 신경학적 반사(neurological reflex)를 검사할 때 이용된다.

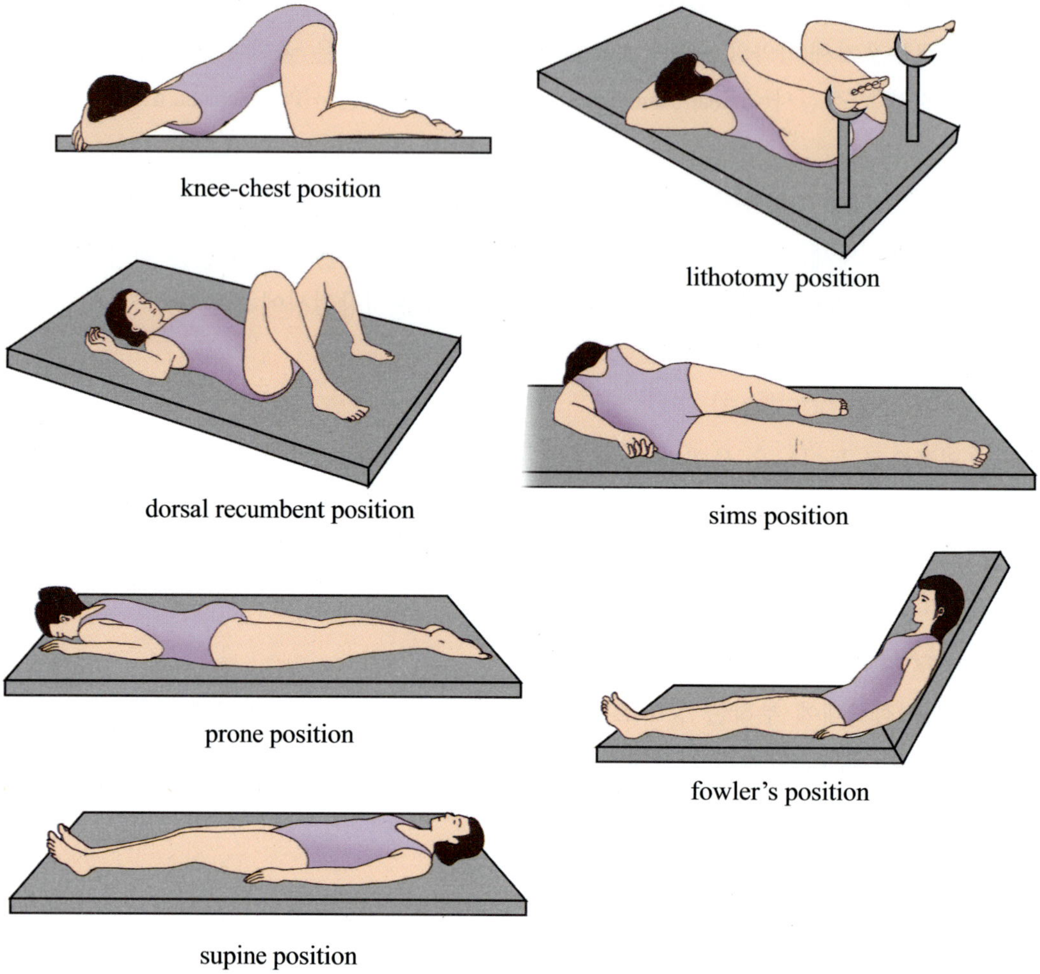

그림 2-12 의학적 검사를 위한 기본자세

다른 2종류의 자세에는 직립 자세(erect standing position)와 트렌델렌버그 자세(Trendelenburg position)가 있다. 해부학적 자세에서 환자는 검사하는 종류에 따라 굽히거나, 걷거나 특정 몸 부위를 움직이게 된다. 이러한 환자의 행동을 통하여 검사자는 동작의 조화(coordination), 강도(strength), 유연성(flexibility), 균형(balance), 범위(range)를 알 수 있게 된다.

트렌델렌버그자세(Trendelenburg position)에서 환자는 등을 검사대에 대고 누워 있으며, 검사대의 머리부분은 아래로 기울어져 있다. 이러한 자세는 짙은 호흡성 분비물(respiratory secretions)을 배출시키는 데 사용된다.

7. 해부학적 용어

1) 배골반과 등의 구분(divisions of abdominopelvic & back)

임상의학에서는 배 골반을 9개의 부위로 분할하고 인체를 지나는 가상선을 기준으로 4분할로 구분한다.

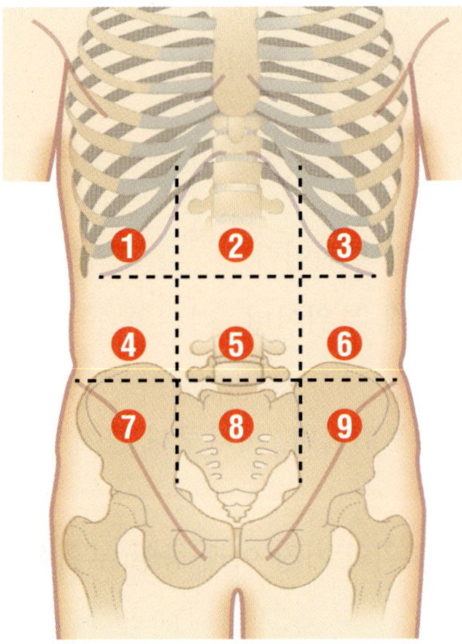

a. 9부위 구분

❶ **오른갈비밑부위**(우하늑부)
❷ **명치부위**(심와부)
❸ **왼갈비밑부위**(좌하늑부)
❹ **오른옆구리부위**(우측복부)
❺ **배꼽부위**(제부)
❻ **왼옆구리부위**(좌측복부)
❼ **오른엉덩부위**(우장골부)
❽ **두덩부위**(하복부)
❾ **왼엉덩부위**(좌장골부)

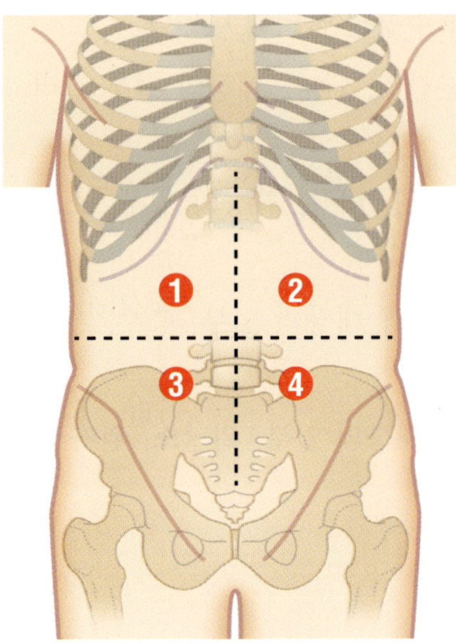

b. 4부위 구분

❶ **오른위배부위**(right upper quadrant, RUQ)
❷ **왼위배부위**(left upper quadrant, LUQ)
❸ **오른아래배부위**(right lower quadrant, RLQ)
❹ **왼아래배부위**(left lower quadrant, LLQ)

그림 2-13 **복부 9부위 구분과 4부위 구분**

(1) 복부 9부위구분(region)

배골반의 9개 부위(Quadrants and regions of abdomen)는 두 개의 가상의 수평선과 수직선에 의해 나뉘며, 배꼽주위에 정사각형모양의 부위가 만들어진다.

- right hypochondriac region(오른쪽 갈비아래부위) 갈비뼈 연골의 아래에 위치한 오른쪽 위 부위이다.
- left hypochondriac region(왼쪽 갈비아래부위) 갈비뼈 연골 아래에 있는 왼쪽 위 부위이다.
- right lumbar region(오른쪽 허리부위) 허리 오른쪽 중간 높이 부위이다.
- left lumbar region(왼쪽 허리부위) 허리 왼쪽 중간 높이 부위이다.
- umbilical region(배꼽부위) 배꼽에 위치한 부위이다.
- epigastric region(명치부위) 위(stomach)의 위에 위치한 부위이다.
- right iliac region(오른엉덩부위) 고샅부위 오른 아래 부위이며, 다리와 몸통이 만나는 곳이다. 오른고샅부위라고도 부른다.
- left iliac region(왼쪽엉덩부위) 고샅부위의 왼 아래부위이며, 사타구니 근처 왼쪽 아래부분이다. 왼고샅부위라고도 부른다.
- hypogastric region(아랫배부위) 위(stomach)와 배꼽부위의 가장 아래 중앙 부위이다.

(2) 복부 4부위구분(quadrants)

배골반의 4부위는 배꼽을 지나는 가상의 수직선과 수평선에 의해 나뉜다.

- right upper quadrant, RUQ(오른쪽위사분면) 오른간엽, 담낭, 췌장의 일부 그리고 소장과 대장의 일부가 위치한다.
- left upper quadrant, LUQ(왼쪽위사분면) 왼간엽, 위, 비장, 췌장의 일부, 소장과 대장의 일부가 위치한다.
- right lower quadrant, RLQ(오른쪽아래사분면) 소장과 대장의 일부, 충수, 우난소, 오른자궁관이 위치한다.
- left lower quadrant, LLQ(왼쪽아래사분면) 소장과 대장의 일부, 왼난소, 왼자궁관, 왼요관이 위치한다.

8. 전공 관련 검사 및 진단 용어

인체구조와 관련된 질병과 진단에 대하여 사용되는 의학용어를 제시하였다. 용어에 대한 의미를 익혀두도록 한다.

1) 증상과 질병

- 증상(symptom) : 질병 또는 그 외의 다른 이유로 인해 환자가 주관적으로 인식하는 신체의 비정상적 상태 또는 느낌을 말한다.
- 질병(disease) : 심신의 전체 또는 일부가 일차적 또는 계속적으로 장애를 일으켜서 정상적인 기능을 할 수 없는 상태로, 감염성 질환과 비감염성 질환으로 나눌 수 있는데, 감염성 질환은 바이러스, 세균, 곰팡이, 기생충 등과 같이 질병을 일으키는 병원체가 동물이나 인간에게 전파, 침입하여 질환을 일으킨다.

2) 진단법

- 조직검사(biopsy) : 세포 또는 조직을 신체로부터 채취하여 현미경으로 관찰하는 검사법
- 혈액검사(blood test) : 질병의 진단, 치료 및 예후 판정을 목적으로 혈액의 각종 성분을 검사하는 일. 몸 전체의 장기나 조직에 병변(病變)이 있으면 이들 성분에 변화가 있게 되어 진단에 큰 도움을 준다.
- 배양검사(culture test) : 감염 여부 및 감염원의 종류를 밝혀내기 위해 감염이 발생한 신체 부위로부터 채취한 조직이나 체액에서 미생물을 성장시키는 검사 방법으로, 검사 결과에 따라 적절한 항균제를 선택하여 적용하게 된다.

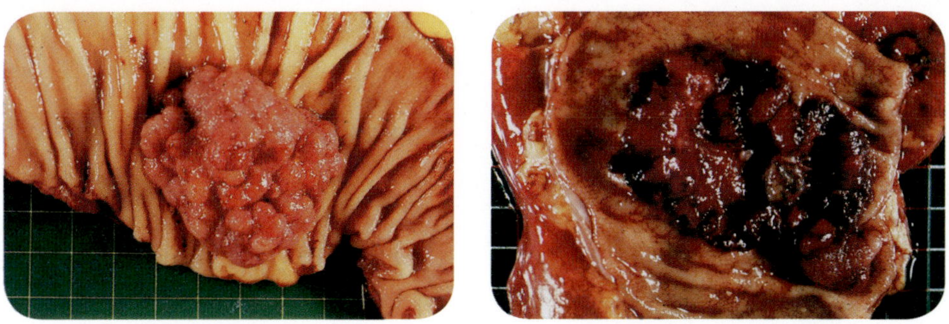

융기한 덩이(종괴)를 형성한 대장암 궤양형성이 두드러진 대장암

그림 2-14 대장암

3) 전공 관련 증상 및 질병용어

용어	뜻	설명
necrosis	괴사	세포가 죽은 상태
gangrene	괴저	조직이 죽은 상태
ulcer	궤양	염증이나 괴사로 점막, 각막, 피부의 일부가 없어지거나 함몰된 상태

4) 약어

약어	의미	
PA	posteroanterior	뒤앞
Lat	lateral	가쪽
LLQ	left lower quadrant	좌하복부
LUQ	left upper quadrant	좌상복부
RLQ	right lower quadrant	우하복부
RUQ	right upper quadrant	우상복부
Ca	carcinoma	암종
Dx	diagnosis	진단

복습하기(review)

1. 다음 의학용어의 뜻을 쓰시오.

1) cytoplasm ____________________ 2) pathogen ____________________
3) audiometer ____________________ 4) lipase ____________________
5) muscle tissue ____________________ 6) anterior ____________________
7) ventral ____________________ 8) distal ____________________
9) cell ____________________ 10) prone position ____________________

2. 다음 용어의 반대말을 쓰시오.

1) anterior ____________________ 2) lateral ____________________
3) superficial ____________________ 4) distal ____________________

3. 몇 종류의 조직이 모여서 일정한 형태를 갖추고 특수한 기능을 수행하는 신체 부분은?

① molecule ② cell
③ tissue ④ organ
⑤ system

4. 세포(cell)의 주요 부분이 아닌 것은?

① cell membrane ② muscle tissue
③ mitochondria ④ nucleus
⑤ chromosome

5. 인체의 근육조직에 대한 구조와 기능이다. 연결이 잘못된 것은?

① 골격근 · 횡문근
② 심장근 · 내장근
③ 심장근 · 불수의근
④ 골격근 · 수의근
⑤ 평활근 · 불수의근

6. 시상면(sagittal plane)의 설명이 맞는 것은?

① 신체 혹은 장기를 앞 · 뒤로 나누는 면이다.
② 일명 관상면(coronal plane)이라고 한다.
③ 정중시상면은 신체를 좌 · 우 대칭으로 나누는 면이다.
④ 땅과 수평이 되게 나누는 면이다.
⑤ 인체를 상 · 하부로 나누는 면이다.

7. 인체의 구조적 단계가 맞게 조합된 것은?

① 분자–원자–세포–조직–기관–계
② 원자–분자–세포–조직–기관–계
③ 원자–분자–세포–기관–조직–계
④ 분자–원자–세포–기관–조직–계
⑤ 원자–분자–세포–계–기관–조직

8. 세포가 죽은 상태를 뜻하는 용어는?

① necrosis
② gangrene
③ swelling
④ dystrophy
⑤ edema

3장 임상병리학 관련 용어

학습목표

1. 학과와 관련된 용어의 뜻을 설명할 수 있다.
2. 검체 및 정도관리 용어를 설명할 수 있다.
3. 병원 진료과를 설명할 수 있다.

1. 임상병리학과 관련 용어

department of clinical(biomedical) laboratory sciences, medical technology	임상병리학과
medical technologist, clinical(biomedical, medical) laboratory scientist	임상병리사
cytotechnologist	세포병리사
histotechnologist	조직병리사
department of laboratory medicine	진단검사의학과
department of pathology	병리과
hematology	혈액학
microbiology	미생물학
molecular pathology	분자병리학
clinical chemistry	임상화학
histology	조직학
serology	혈청학
parasitology	기생충학

cytology	세포학
nuclear medicine	핵의학
blood bank	혈액은행
urinalysis	요분석실
cardiopulmonary laboratory	심폐기능검사실
audiometry	청력검사실
oncology	종양학
electroencephalogram	뇌파검사실
ICU (intensive care unit)	중환자실

2. 검체 관련 및 기타 용어

blood test	혈액검사
whole blood	전혈
plasma	혈장
serum	혈청
peripheral blood	말초혈액
urine test	소변검사
stool test	대변검사
sputum test	객담검사
body fluid test	체액검사
pleural fluid	흉수
peritoneal fluid	복막(복강)액
abdominal fluid	복수
ascites, ascitic fluid	복수
biopsy	생검(조직검사)
autopsy	부검

manual	손으로 하는 검사
automatic	자동화기계로 하는 검사
stat	응급검사

3. 검체 종류별 주의사항

1) 혈액(blood)

▶ 채혈시기

혈액 성분은 운동, 식사, 정신적 스트레스 등에 의해서 영향을 받는 경우가 많아, 일반적으로 아침 공복 시에 채혈하는 것을 원칙으로 한다. 격심한 운동 후에는 충분히 안정을 취한 다음 채혈하며, 동일한 환자에게서 같은 검사를 반복하는 경우에는 같은 시각, 같은 조건하에서 채혈하는 것이 바람직하다.

(1) 검사결과에 영향을 미치는 생물학적 혹은 생리적 변동 요인들

개인 간 변동		개인 내 변동	
유전	• 개인차 • 성별 • 인종	시간	• 일 내 변동 • 일 간 변동 • 계절에 따른 변동
생활환경	• 지역 • 식습관 • 흡연 • 직업	행동	• 식사 • 체위 • 운동
시간	• 연령	생리	• 검체 채취부위 • 성주기 • 임신

(2) 식후 측정치가 변동하는 검사항목

증가 ⇧	요량 요당, 혈당, Triglyceride, Uric acid, Lipoprotein, Amylase, Total lipid Catecholamine, Insulin, Aldosterone, VMA(Vanillylmandelic Acid), Vitamin
감소 ⇩	Hemoglobin, Hematocrit, WBC count, Total protein, Serum iron Albumin, Growth hormone, Glucose를 제외한 소변 중 성분 농도

(3) 운동 측정치가 변동하는 검사항목

증가 ⇧	Blood cell, Hematocrit, Total protein, Lactic acid, Triglyceride, AST ALT, LD, CK, Growth hormone, Sodium, Chloride, Urine Urobilinogen Whole blood specific gravity, RBC
감소 ⇩	Amino acid in blood, Renal clearance, GTT, Urine calcium, Magnesium, Potassium

(4) 용혈에 의한 검사 결과의 변동

증가 ⇧	Total protein, Albumin/Globulin ratio, Potassium, Chloride, Inorganic phosphorus Iron, Amylase, AST, ALT, LD(lactate dehydrogenase), Cholesterol
감소 ⇩	Bilirubin, Lipase, ACP(Acid Phosphatase)

2) 소변(urine)

▶ 채뇨 방법

(1) 일반 요검사를 위한 단회뇨(random urine, RU)

아침 첫 뇨의 중간 뇨는 하루 중 가장 농축된 상태이며, 산성이 강해서 원주(casts)나 기타 요(urine) 구성물이 잘 유지되므로 일반 요검사나 현미경적 검사에 가장 적합하다. 반드시 식후 2시간 이상 경과된 후, 심한 운동을 하지 않은 상태에서 채뇨하고 검사 전까지 냉장 보관한다.

(2) 정량검사를 위한 24시간 축뇨(24 hours urine, 24hU)

하루 중 그 배설이 일정치 않은 호르몬, 단백 및 전해질 등을 정량하고자 할 때에는 24시간 축뇨가 필요하다. 소변은 냉장 보관을 하면서 모으고, 만약 채뇨 중 100mL 이상 검체가 유실된 경우에는 처음부터 다시 검체를 모은다.

(3) 세균배양을 위한 채뇨

무균적 중간뇨(clean voided midstream urine)가 적절하나, 필요 시에는 도관법(catheterization) 이나 치골위흡인법(suprapubic aspiration) 도 사용된다.

3) 체액(body fluid)

▶ 뇌척수액(cerebrospinal fluid, CSF)

뇌와 척수를 감싸고 있는 연질막과 거미막 그 사이에서 공간을 채우고 있는 액체를 말하며, 주로 외부로부터의 충격에서 보호하기 위한 기능을 수행한다. 감염, 악성 종양, 지주막하 출혈 등의 진단에 사용되는 뇌척수액은 요추천자 (lumbar puncture)를 통해 채취되며, 일반적으로 3개의 무균 용기에 각각 2.0~4.0mL 씩 차례대로 받아 검사에 이용한다. 처음에 나오는 뇌척수액은 피부 조직 파편이나 피부 세균에 의해 오염될 수 있으므로 화학적 또는 혈청학적 검사를 위해 사용하고 두 번째는 세균 검사, 세 번째는 세포 수 측정과 같은 혈액학적 검사에 이용한다(그림 3-1).

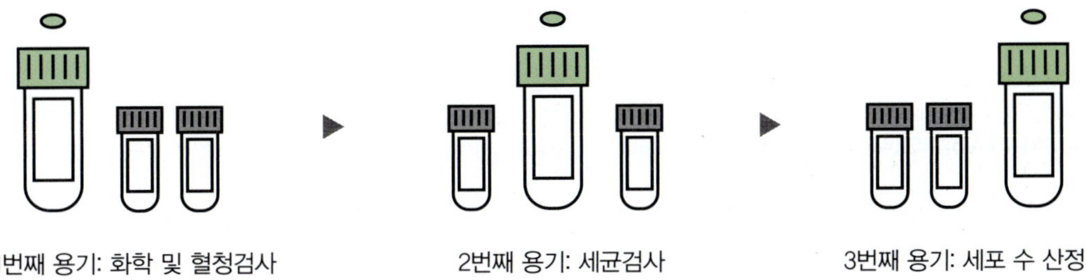

그림 3-1 **뇌척수액 검사(spinal tapping examination) 항목별 용기 순서**

▶ 관절액(synovial fluid)

세 개의 시험관으로 나누어 무균관은 미생물 검사에, 항응고제를 포함한 시험관은 혈액학적 검사에, 나머지 관은 생화학적 검사에 사용한다.

4) 가래(sputum)

허파와 후두 사이에서 생기는 끈끈한 분비물로 기침 등에 의해서 밖으로 나온다. 원래는 기도점막의 보호물질이지만, 외부 환경 또는 질병으로 인해 분비량이 많아지거나 농도가 짙어진다.

4. 정도관리(질관리, quality control)

1) 정도관리의 개념

정도관리란 '분석 및 분석 전후의 모든 과정과 그것에 관여하는 인력, 장비, 환경 등의 요소들을 잘 관리하여 오류의 원인을 조기에 감지하고, 예방하여 오류가 검사 결과에 미치는 영향을 최소화함으로써 신뢰성 있는 자료(데이터)를 만들고자 하는 노력' 이라고 정의하고 있다.

2) 정도관리 주요 용어

용어	뜻	설명
accuracy	정확도	측정값이 참값(true value) 혹은 목표값(target value)에 근접하는 정도
precision	정밀도	2개 이상의 측정값 사이의 근접성 혹은 일치성의 정도. 재현성을 평가
sensitivity	민감도	측정할 수 있는 물질의 최소량을 판단하는 척도
specificity	특이도	측정하고자 하는 물질과 어느 정도 특이적으로 반응하는지를 나타내는 척도
mean	평균치	반복 검사한 값들의 합을 검사 횟수로 나눈 값
standard deviation; SD	표준편차	측정값들이 평균값을 중심으로 분포한 정도
coefficient of variation; CV	변동계수	측정값에 대한 정밀도를 판정하는 데 유용
peer group	동류집단	동종의 장비, 시약, 검사 방법을 사용하는 집단(검사실)
coefficient of variation ratio; CVR	변동 계수비	동류집단과 수행하는 검사실의 변동 계수를 비교할 때 사용하는 지수
standard deviation index; SDI	표준편차 지수	외부정도관리 조사에서 정확도를 평가하는 지수로서 동류집단과의 차이와 동류집단의 표준편차를 비교하는 지수
variance index score; VIS	변동 지수 점수	외부정도관리 조사에서 표준편차 지수와 함께 정확도를 평가하는 지수
calibrator, standard	표준물질	농도를 알고 있는 물질로, 장비에서 나온 측정 결과를 계산, 보정하는 데 사용
control	관리물질	장비, 시약 등 검사의 전반적인 상황이 정상인지 확인하는 물질로서 검사나 분석체계 상의 변화가 있는 경우 결과 값의 이상을 보여 측정하는 환자 결과들이 오류가 있는지의 여부를 확인하고, 오류를 사전에 예방하는 역할
delta check	변화치 검색	동일한 환자의 이전 검사 결과와 현재 검사 결과를 비교하여 오류 여부를 점검, 판단
panic value check	경고치 검색	검사 결과의 극단적인 최대치 혹은 최소치를 설정하여 오류가 있는지의 여부를 판단하고, 필요한 경우 임상의사로 하여금 신속한 처치를 하도록 연락

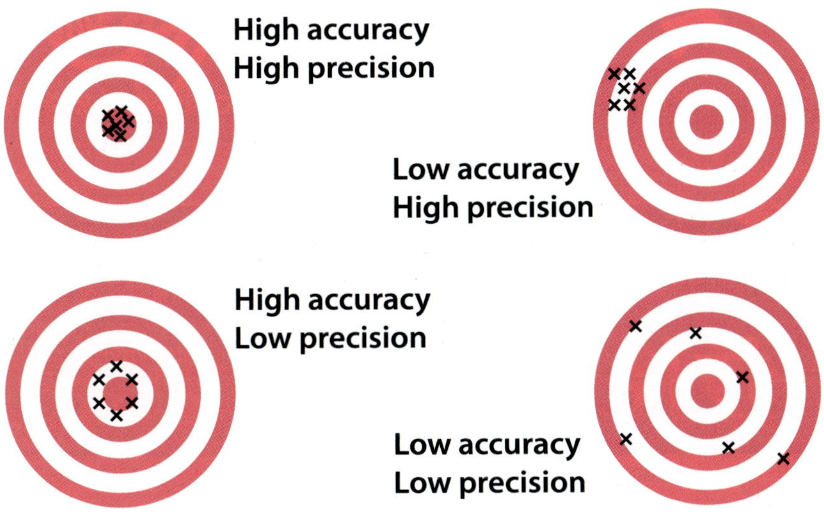

5. 병원 진료과

internal medicine (IM)	내과
gastroenterology	소화기내과
hemato-oncology	혈액종양내과
pulmonology	호흡기내과
endocrinology	내분비내과
nephrology	신장내과
allergy & immunology	알레르기내과
infectious medicine	감염내과
rheumatology	류마티스내과
general surgery (GS)	일반외과
chest surgery (CS)	흉부외과
neurosurgery (NS)	신경외과
orthopedic surgery (OS)	정형외과
plastic surgery (PS)	성형외과
otorhinolaryngology (OL) : ears, nose & throat (ENT)	이비인후과

obstetrics and gynecology (OB-GYN)	산부인과
dermatology (DER)	피부과
emergency medicine (EM)	응급의학과
neuropsychiatry (NP)	신경정신과
neurology (NR)	신경과
anesthetics (AN), anesthesiology & pain medicine	마취통증의학과
urology (URO)	비뇨기과
oncology (ONC)	종양학과
rehabilitation medicine (RM)	재활의학과
ophthalmology (OPH)	안과
pediatrics & adolescent medicine (PED)	소아청소년과
family medicine (FM)	가정의학과
laboratory medicine (LM)	진단검사의학과
pathology	병리과
nuclear medicine (NM)	핵의학과
radiology	영상의학과

복습하기(review)

1. 다음 의학용어의 뜻을 쓰시오.

1) stat ______________________

2) ascites ______________________

3) accuracy ______________________

4) precision ______________________

5) synovial fluid ______________________

6) peripheral blood ______________________

7) laboratory medicine ______________________

8) medical technologist ______________________

9) standard deviation ______________________

10) cerebrospinal fluid ______________________

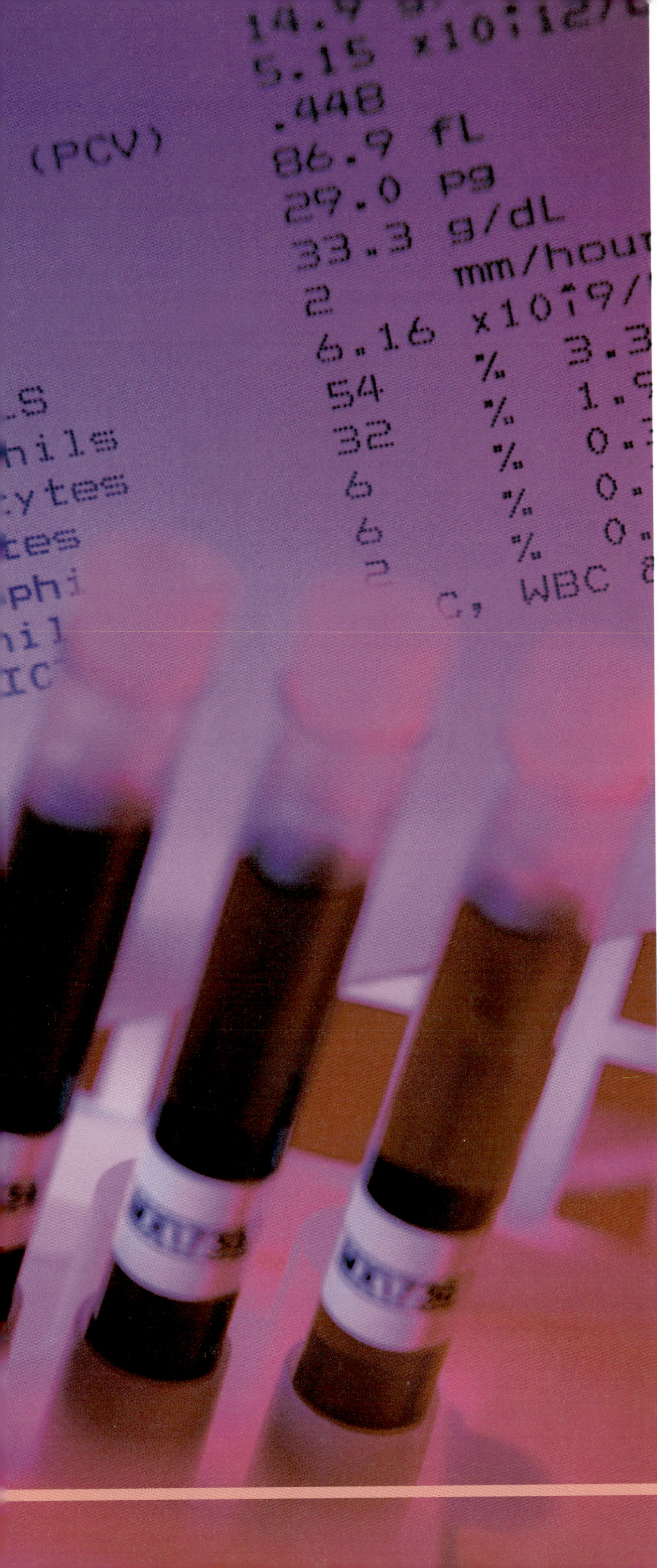

Part II. 각 론

4. 임상혈액학 용어
5. 임상화학 용어
6. 감염과 미생물학 용어
7. 면역학 용어
8. 병리학 용어
9. 임상생리학 용어
10. 스페셜이슈
    (건강검진, 안과검사, 이비인후과검사, 알레르기검사)

4장 임상혈액학 용어

학습목표

1. 혈액검사와 수혈검사 관련 어근, 접두사, 접미사의 의미를 설명할 수 있다.
2. 진단, 질환과 관련된 용어를 설명할 수 있다.
3. 혈액검사와 수혈검사와 관련된 약어를 풀어서 적을 수 있다.

1. 혈액, 수혈검사 관련 의학 용어

1) 어근(word roots)

어근(word roots)	뜻(meaning)		예(example)	
eosino-	red, rose	적색, 장미빛	eosinophil	호산구
erythro-	red	적색	erythrocyte	적혈구
dacryo-	tears	눈물	dacryocyte	누적적혈구
chromo-	color	색깔, 빛	hypochromic	저염색성의
globin-	protein	단백질	hemoglobin	혈색소
cyto-	cell	세포	cytology	세포학
hemato-, hemo-	blood	혈액	hematology	혈액학
leuco-, leuko	white	백색	leukocyte	백혈구
mega-(megalo)	great size	거대	megalocyte	거대적혈구
morpho-	shape	모양	morphology	형태학
myelo-	bone marrow	골수	myelocyte	골수구

어근(word roots)	뜻(meaning)		예(example)	
osteo-	bone	뼈	osteoblast	조골세포
reticulo-	net	망, 그물	reticulocyte	그물적혈구
sidero-	iron	철	siderocyte	철적혈구
stoma-, stomato-	mouth	입	stomatocyte	입모양적혈구
thrombo-	clot	응혈, 혈전	thrombocyte	혈소판
cyano-	blue	청색	cyanosis	청색증
baso-	base	염기	basophil	호염기구
coagulo-	clotting	응고	coagulation	응고
granulo-	granule	과립	granulocyte	과립구
neutro-	neutral	중성	neutrophil	중성구

2) 접두사(prefixes)

접두사(prefixes)	뜻(meaning)		예(example)	
hyper-	over	정상이상	hypertension	고혈압
hypo-	under	정상이하	hypotension	저혈압
peri-	around, about	주위, 부근	perinuclear	핵주위
pro-	before, in front of	전	promyelocyte	전골수구
meta-	change, after	변화, 뒤, 후	metamyelocyte	후골수구
macro-	large	큰	macrocyte	대적혈구
micro-	small	작은	microcyte	소적혈구
aniso-	unequal	부동	anisocytosis	대소부동증, 적혈구부동증
poikilo-	variable	가지각색의	poikilocytosis	변형적혈구증
pan-	all, whole	전체	pancytopenia	온혈구감소증
poly-	many	많은	polychromatic	다염성의
mono-	uni, one	하나	monocyte	단핵구

접두사(prefixes)	뜻(meaning)		예(example)	
multi-	many	많은	multiple myeloma	다발골수종
anti-	against	대항하는, 항	anticoagulant	항응고제

3) 접미사(suffixes)

접미사(suffixes)	뜻(meaning)		예(example)	
-cyte	cell	세포	lymphocyte	림프구
-ectomy	excision, cutting out	절제	splenectomy	비장(지라)적출술
-emia	blood condition	혈액의 상태	anemia	빈혈
-ia	condition	상태	hemophilia	혈우병
-lysis	dissolution	분해, 파괴	hemolysis	용혈
-megaly	enlargement	확대	splenomegaly	비장(지라)비대
-osis	increase, condition	증가	lymphocytosis	림프구증가증
-pathy	disease	병, 이상	hemoglobinopathy	혈색소병
-penia	deficiency, decrease	결핍, 감소	neutropenia	중성구감소증
-rrhage	bleeding	출혈, 누출	hemorrhage	출혈
-therapy	treatment	치료	chemotherapy	화학치료
-apheresis	separation	제거	leukapheresis	백혈구성분채집술
-globin	protein	단백질	hemoglobin	혈색소
-poiesis	formation	형성	hematopoiesis	조혈

2. 혈액의 해부생리학

1) 혈액의 조성

일반적으로 정상 성인은 대략 4−6L의 혈액을 가지고 있으며, 혈액은 약 55%의 혈장(plasma)과 약 45%의 혈액세포(blood cell)로 이루어져 있다. 혈액세포는 적혈구(erythrocyte, RBC), 백혈구(leukocyte, WBC), 혈소판(thrombocyte, platelet)으로 구성되어 있으며, 조혈(hematopoiesis)이라는 과정을 통해 주로 적색골수에서 만들어진다. 백혈구는 다시 과립구(granulocyte)와 비과립구(agranulocyte)로 나눌 수 있으며, 과립구에는 중성구(neutrophil), 호산구(eosinophil), 호염기구(basophil)가, 비과립구에는 단핵구(monocyte), 림프구(lymphocyte)가 있다. 적혈구는 산소와 이산화탄소를 운반하고, 백혈구는 외부에서 침입한 미생물 등을 방어하며, 혈소판은 지혈에 관여한다(그림 4−1, 4−2).

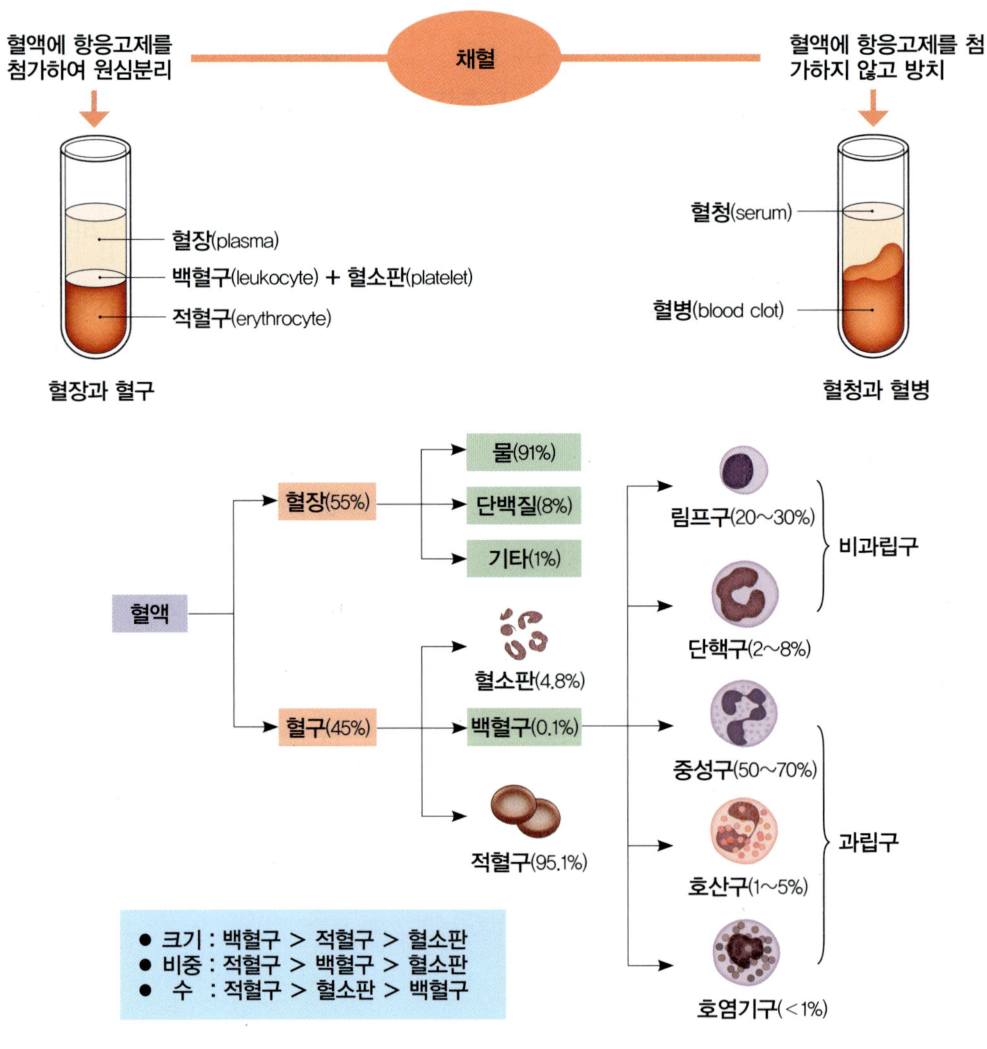

그림 4−1 혈액의 조성

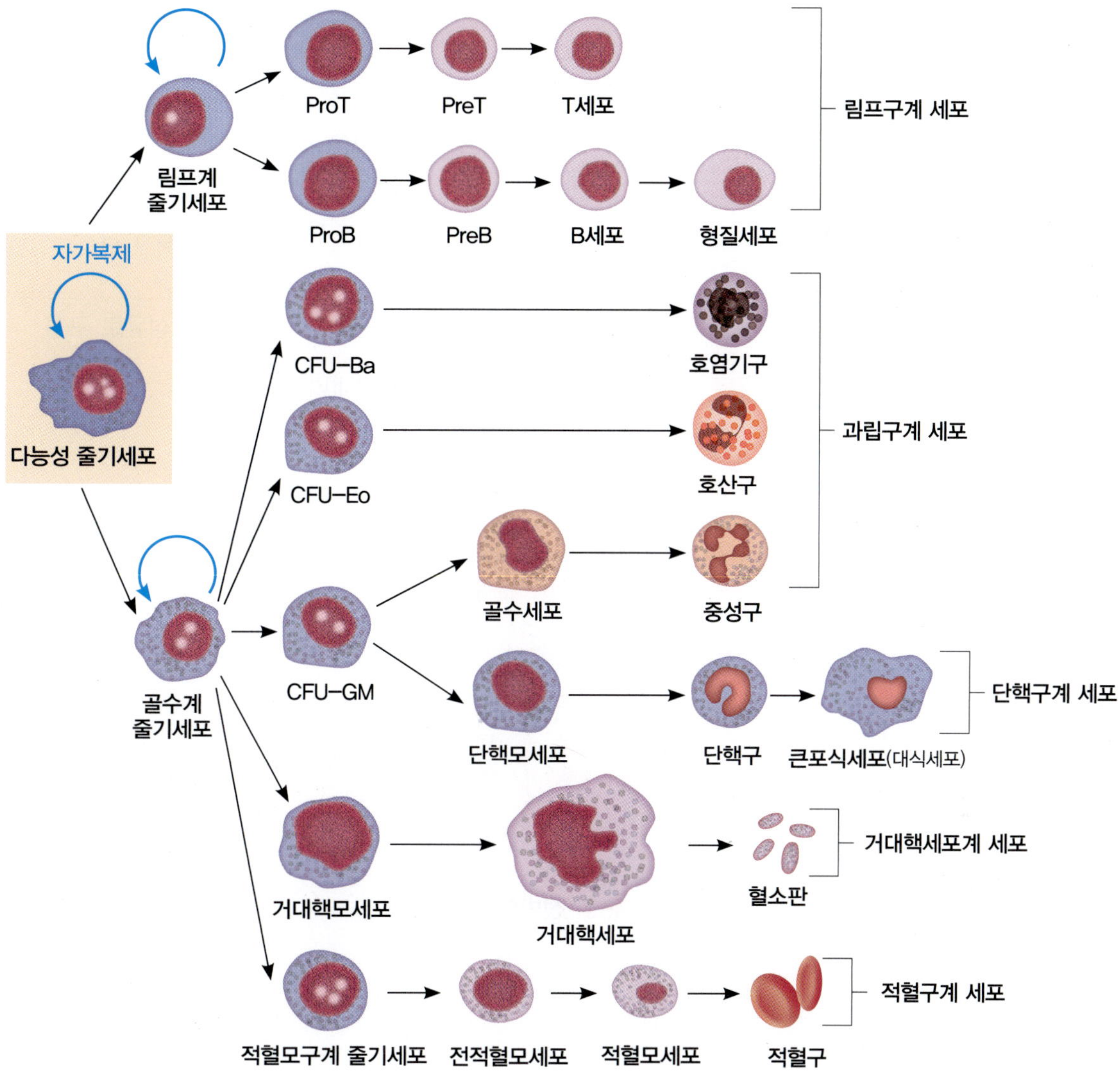

그림 4-2 혈액세포의 성숙과정

2) 혈관의 해부학적 용어

용어	뜻	설명
artery	동맥	심장에서 조직으로 혈액을 운반하는 혈관
aorta	대동맥	심장에서 나온 혈액을 온몸으로 보내 주는 큰 혈관
arteriole	세동맥	대동맥에서 갈라져 나온 가장 작은 동맥
vein	정맥	심장으로 되돌아가는 혈액을 운반하는 혈관
vena cava	대정맥	몸 전체에서 모인 혈액을 심장의 우심방으로 보내주는 굵은 혈관

용어	뜻	설명
venule	세정맥	모세혈관으로부터 혈액을 받는 가장 작은 정맥
capillary	모세혈관	모든 혈관 중 가장 많은 수를 차지하며, 신체 모든 세포에 분포되어 산소와 생명 유지에 필요한 영양분을 공급
tunica externa(adventitia)	외막	혈관의 외벽으로 결합조직과 탄성섬유로 구성
tunica media	중막	혈관의 중간층으로 평활근 세포와 탄성섬유로 구성
tunica intima	내막	혈관의 내면으로 혈관내피세포로 구성

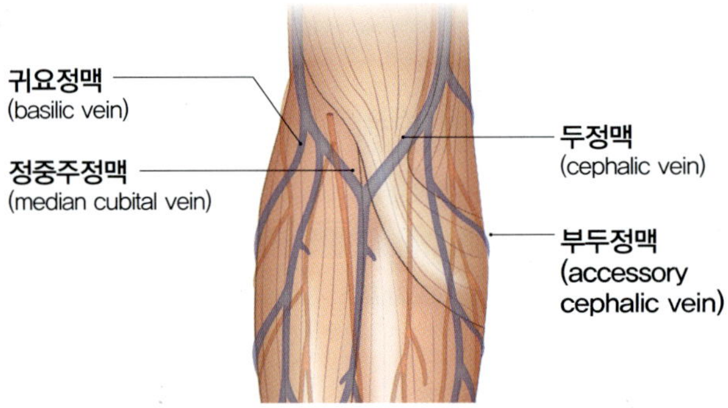

그림 4-3 전박부 정맥

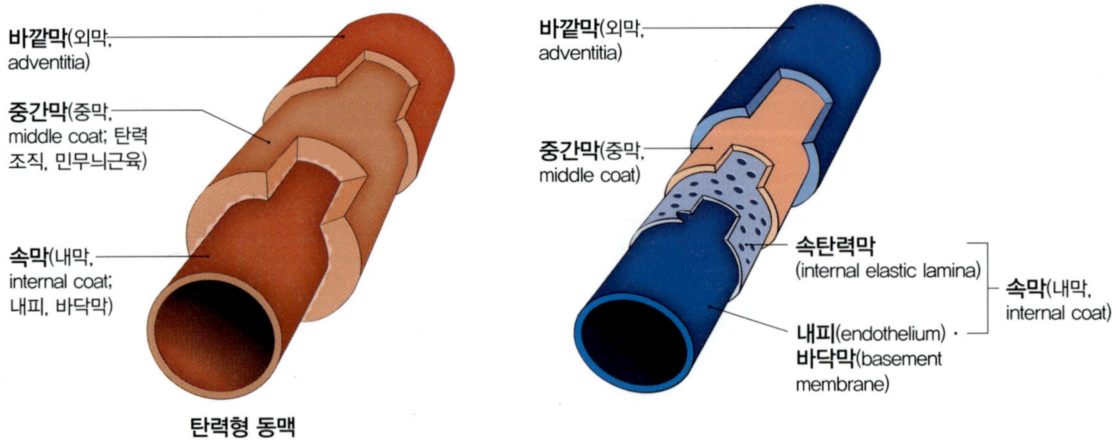

그림 4-4 동맥과 정맥의 구조

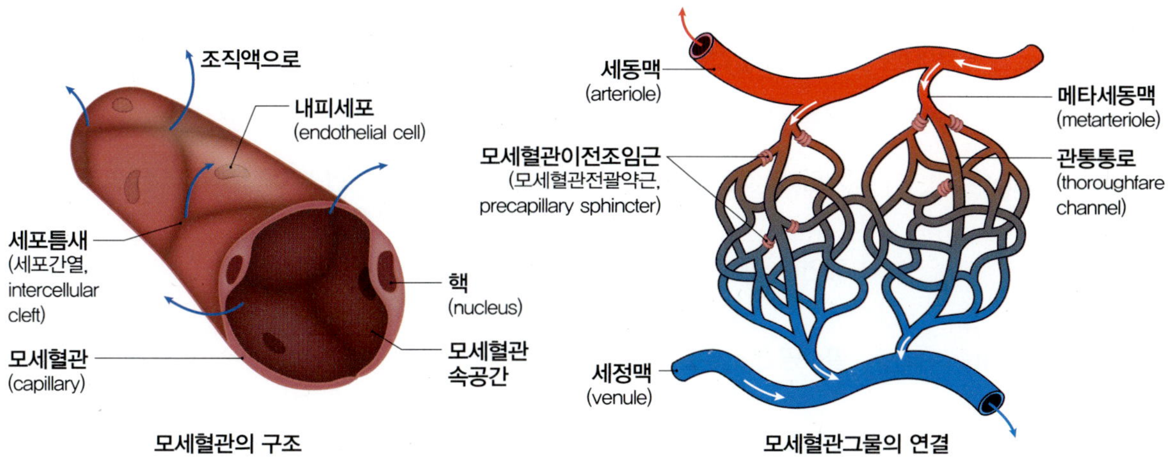

그림 4–5 모세혈관

3) 뼈의 분류 및 구조

성인은 206개의 뼈로 이루어져 뼈대(skeleton)를 형성한다. 뼈(bone)가 서로 만나 관절(joint)을 이루고 인대(ligament) 및 근육(muscle)이 부착하여 관절을 보강한다. 여러 개의 뼈가 모여 강(cavity)을 이루어, 그 속에 뇌, 내장 및 기타 기관을 보호한다. 우리 몸에는 여러 유형의 뼈들이 분포하고 있으며, 모양을 기준으로 긴뼈(long bone), 짧은뼈(short bone), 납작뼈(flat bone), 불규칙뼈(irregular bone)로 분류한다. 그 중 납작뼈는 복장뼈(sternum)와 어깨뼈(scapulae), 골반(pelvis) 같은 납작한 뼈를 말한다. 뼈는 성장에 필요한 무기질인 칼슘(calcium)과 인(phosphorus)을 저장하며, 뼈 속에는 뼈속질(bone marrow)이 있어 조혈작용(hematopoiesis)을 담당한다.

인체에 존재하는 대부분의 뼈는 긴뼈에 속한다. 뼈의 구조를 보면 중심부에는 뼈몸통(diaphysis, 골간)이 존재하고, 끝부위는 뼈끝(epiphysis, 골단)을 이루고 있다. 뼈막(periosteum, 골막)에는 수많은 혈관과 신경, 림프관이 분포하고 있다. 치밀하고 단단한 바깥쪽 뼈는 치밀뼈(compact bone, 치밀골)이라 하고 내부에 위치한 뼈를 해면뼈(spongy bone, 해면골)라 불린다. 이 공간에는 적색골수(red marrow, 적색뼈속질)이 포함되어 있는데 대부분의 혈액세포를 생산하는 역할을 한다. 나이가 들어감에 따라 적색골수는 점점 황색골수(yellow marrow, 황색뼈속질)로 바뀌게 된다(그림 4–6).

용어	뜻	설명
osteocyte	뼈세포	뼈를 이루는 세포로 세포사이질에 흩어져 존재
osteoblast	골모세포, 뼈모세포	뼈를 형성하는 세포로 뼈파괴세포의 분화, 유도에 관여
osteoclast	파골세포, 뼈파괴세포	뼈가 자라도록 석회화한 연골과 뼈조직을 파괴 흡수하는 세포

용어	뜻	설명
periosteum	뼈막, 골막	뼈 표면을 싸고 있는 엷고 흰 결합조직으로 뼈를 보호
endosteum	뼈속막, 골내막	뼈속질 공간의 내면을 이루는 엷은 결합조직
compact bone	치밀뼈, 치밀골	긴뼈의 겉을 이루는 단단한 뼈조직을 이르는 말로 그 내부에는 해면뼈(spongy bone)가 존재
spongy bone	해면뼈, 해면골	치밀뼈 안쪽에 그물망처럼 엉킨 뼈로 이 안에 조혈작용을 하는 적색골수가 존재
medullary cavity	골수공간, 뼈속질공간	뼈 구조물의 일부분으로 안에 골수가 들어있는 치밀뼈(compact bone)의 내부
yellow marrow	황색골수, 황색뼈속질	주로 지방조직으로 되어 있어 노란색을 띠며, 지방세포(adipose cell)를 포함하여 양분의 저장을 목적으로 하는 골수
red marrow	적색골수, 적색뼈속질	적혈 모세포와 적혈구가 다량으로 함유되어 적색으로 보이며, 조혈조직을 포함하여 혈구를 생산하는 골수

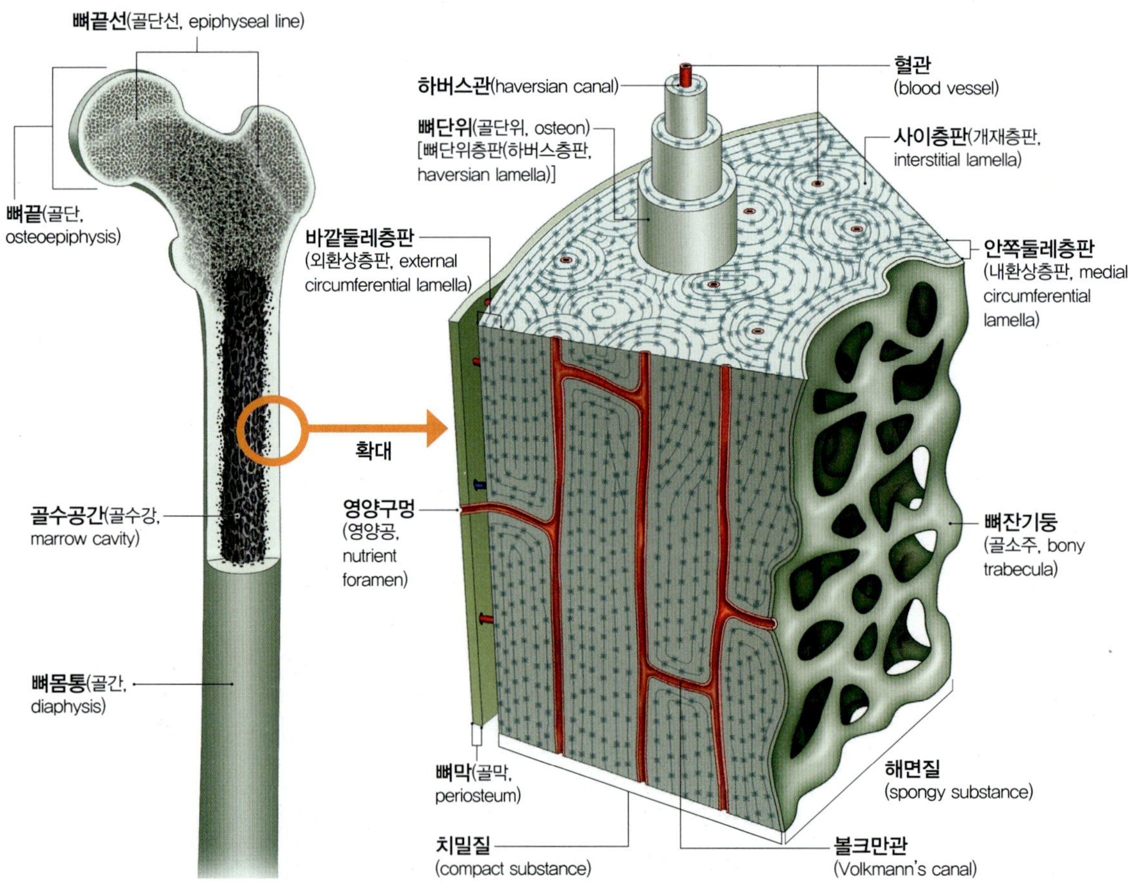

그림 4-6 뼈의 해부구조

3. 혈액과 수혈검사 및 진단 용어

전체혈구계산 (Complete Blood Cell, CBC)은 가장 기본적인 혈액학적 검사로 질병의 종류에 관계없이 병원에 내원하는 환자에게 기본적으로 실시하는 일반혈액검사이다. CBC검사에는 적혈구 수(RBC count), 백혈구 수(WBC count), 혈소판 수(platelet count), 혈색소 (hemoglobin, Hb), 헤마토크리트 (적혈구용적률, hematocrit, Hct), 평균적혈구용적(mean corpuscular volume, MCV), 평균적혈구혈색소량(mean corpuscular hemoglobin, MCH), 평균적혈구혈색소농도(mean corpuscular hemoglobin concentration, MCHC)및 백혈구 감별계산(WBC differential count), 그물적혈구 수(reticulocyte count) 등이 포함된다. 최근 적혈구침강속도(erythrocyte sedimentation rate, ESR), 적혈구분포폭(Red cell distribution width, RDW), 혈소판분포폭(platelet distribution width, PDW)를 포함시키기도 한다. 최근에는 자동혈액분석기의 발달로 검사를 쉽고 빠르며 정확하게 검사할 수 있다.

용어	뜻	설명
complete blood count (CBC)	전체혈구계산	가장 기본적인 혈액학적 검사로 적혈구수, 백혈구수, 혈소판수, 혈색소, 적혈구용적률, 백혈구감별계산 등을 포함한 일반혈액검사
anticoagulant	항응고제	혈액 응고를 방지하는 물질 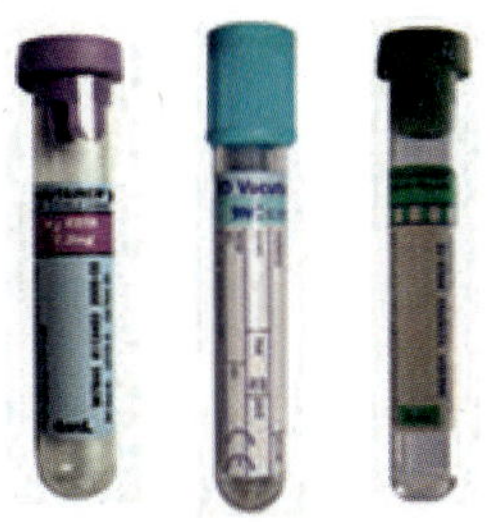
hemoglobin (Hb)	헤모글로빈, 혈색소	혈액에 존재하는 혈색소의 양을 측정하기 위한 혈액검사, 빈혈상태를 판단할 때 실시
hematocrit (Hct)	헤마토크릿, 적혈구용적률	전체 혈액에 대한 적혈구가 차지하는 비율 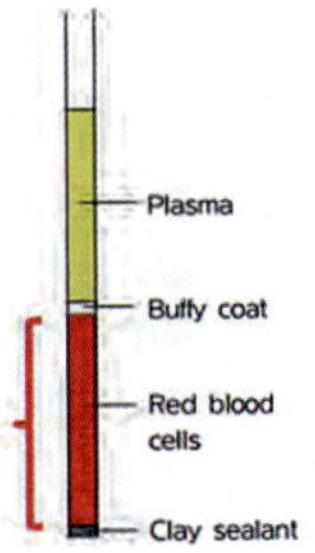
mean corpuscular volume (MCV)	평균적혈구용적	적혈구 한 개당 평균 용적

용어	뜻	설명
mean corpuscular hemoglobin (MCH)	평균적혈구혈색소량	적혈구 한 개에 포함된 혈색소량의 평균 농도
mean corpuscular hemoglobin concentration (MCHC)	평균적혈구혈색소농도	적혈구내 혈색소의 평균 농도
red cell distribution width (RDW)	적혈구 분포폭	적혈구들의 크기 상 변이를 계산한 값. 증가시 적혈구 대소부동증을 의미
erythrocyte sedimentation rate (ESR)	적혈구 침강속도	혈액 중에 적혈구가 침강하여 침전물을 형성하는 속도를 측정하는 검사 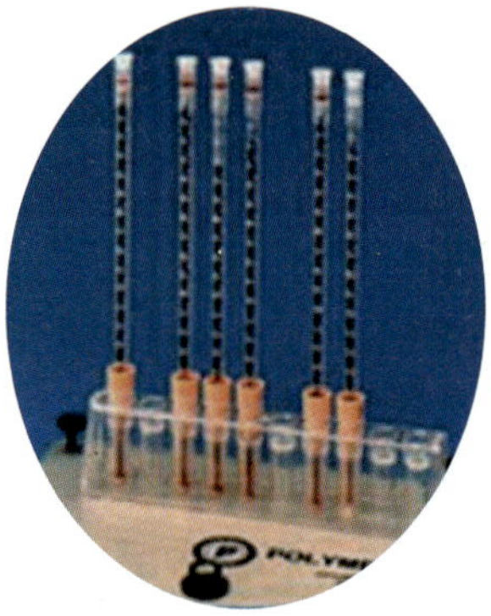
peripheral blood morphology	말초혈액 혈구형태	말초혈액 내 적혈구, 백혈구, 혈소판의 형태 및 이상 여부를 관찰하는 검사 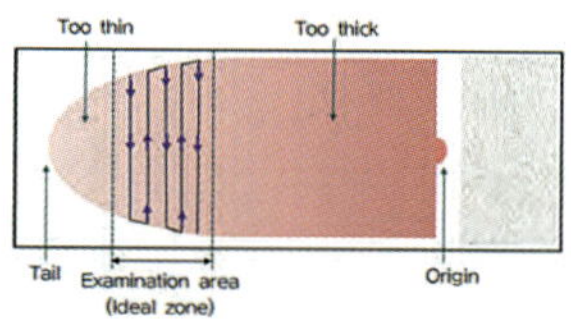
supravital stain	초생체 염색	그물적혈구를 확인하기 위한 염색으로 적혈구 생산 지표가 됨 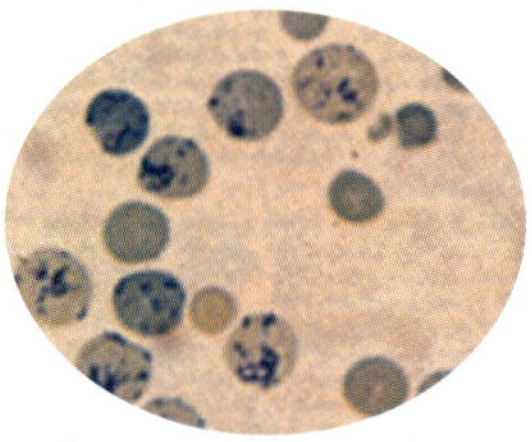
WBC differential count	백혈구 감별계산	백혈구의 종류별 개수와 백분율을 측정하는 검사 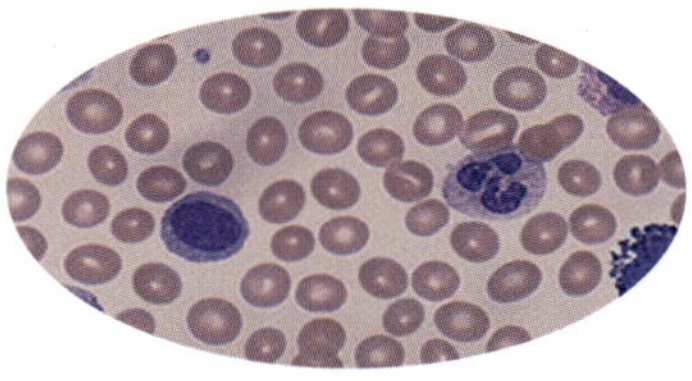

용어	뜻	설명
prothrombin time (PT)	프로트롬빈 시간	응고인자 중 외인계가 활성화되어 응고를 일으키는 과정을 측정하는 방법으로 외인계에 관여하는 응고인자의 기능을 평가하는 스크리닝 검사. 1,2,7,10인자 결핍시 연장
activated partial thromboplastin time (aPTT)	활성부분트롬보플라스틴 시간	내인계에 관여하는 응고인자의 기능을 평가하는 스크리닝 검사. 혈우병시 연장
automated hematology analyzer	자동혈액분석기	자동적으로 다수의 혈액검사를 하는 장비 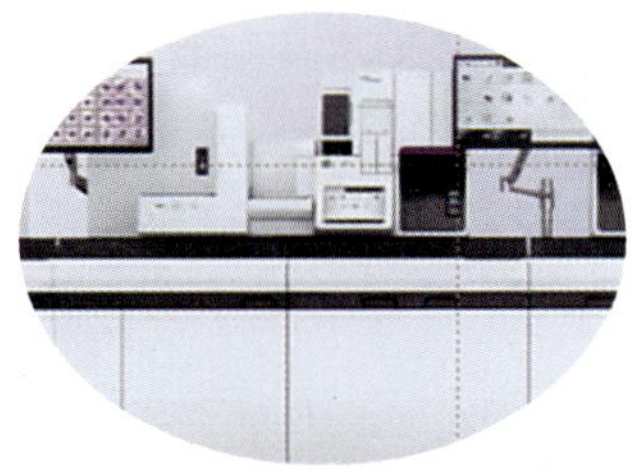
karyotyping	핵형분석	염색체를 번호별로 순서대로 나열한 뒤 염색체 개수와 성염색체를 표현하여 염색체 이상을 판독하는 과정 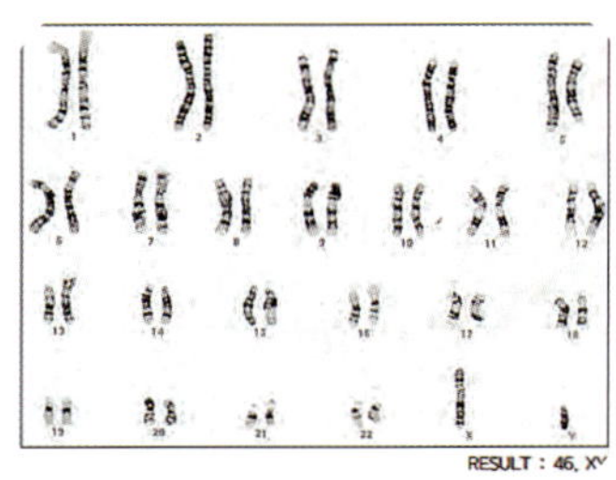
fluorescence in situ hybridization (FISH)	형광제자리부합법	특정 DNA의 염기서열의 존재 여부를 확인하기 위해 세포배양이나 DNA추출과정을 거치지 않고 표적유전자의 특정 염기서열과 상보적인 DNA에 형광물질을 붙인 여러 종류의 탐침자(probe)를 반응시켜 표적 유전자의 유무와 위치를 확인함으로써 염색체 또는 유전자의 변이를 형광현미경으로 관찰하는 방법
bone marrow aspiration	골수흡인	백혈병 등과 같은 혈액질환을 진단하기 위해 바늘로 골수를 천자하여 골수흡인액을 채취하는 것
bone marrow biopsy	골수생검	바늘로 골수를 천자하여 골수 조직을 채취하는 것
phlebotomy	정맥절개 (정맥천자)	혈액을 채취하기 위해 정맥을 절개하는 것, 정맥채혈 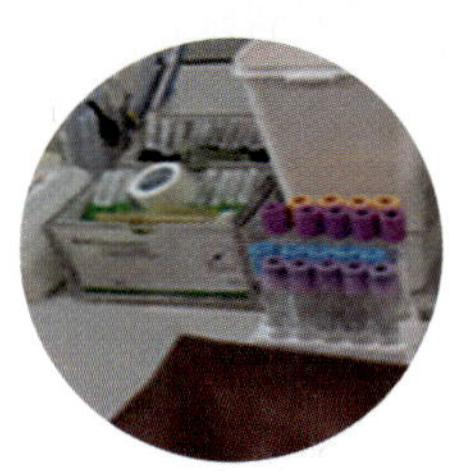 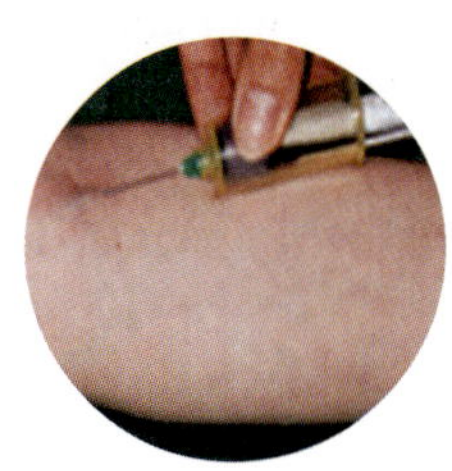

용어	뜻	설명
bone marrow transplantation	골수이식	환자의 병든 골수 대신 건강한 골수세포를 이식하는 처치 방법으로 백혈병 등과 같은 혈액질환의 경우에 이용된다.
blood type	혈액형	혈액형에는 ABO혈액형과 Rh 혈액형이 있으며, 기타 혈액형도 다양하게 존재
ABO typing	ABO혈액형 검사	anti-A 및 anti-B 시약을 이용한 혈구형과 A혈구 및 B혈구를 이용한 혈청형 검사를 통해 혈액형을 결정하는 검사
Rh typing	Rh 혈액형 검사	검체혈구와 anti-D 시약을 반응시켜 판독하여 Rh 양성인지 음성인지 결정하는 검사. 여기서 음성인 경우 weak-D 검사를 실시하여 음성인 경우 Rh 음성으로 판정
plasmapheresis	혈장성분채집술	혈액성분분리기를 이용해 채취한 혈액에서 혈장만을 분리하고 나머지는 헌혈자에게 되돌려 주입하는 방법 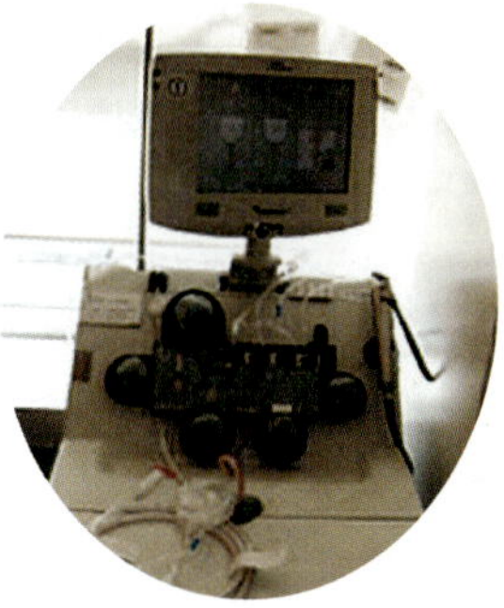
leukapheresis	백혈구성분채집술	채혈한 혈액에서 백혈구만을 선택적으로 분리한 후 나머지는 다시 환자에게 주입하는 방법
cross matching	교차시험	수혈 전 수혈자와 공혈자의 ABO혈액형을 마지막으로 재확인 하는 목적으로 시행하는 검사
antibody screening test	항체 선별검사	anti-A 또는 anti-B와 같은 예기항체 이외의 비예기항체를 검출하기 위해 하는 스크리닝 검사
antibody identification test	항체 동정검사	항체선별검사에서 양성인 경우 수혈을 위한 적합한 혈액을 선택하기 위해 비예기 항체를 동정하기 위해 하는 검사
direct antiglobulin test	직접 항글로불린 검사	생체 내에서 적혈구에 IgG나 보체(C3d)가 부착되어 있는지를 보는 검사
HLA (human leukocyte antigen)	사람백혈구항원	면역반응에서 자기와 비자기를 구별하는 단백질로, 백혈구뿐만 아니라 몸속 모든 세포 표면에 존재하며 면역 체계가 정상적으로 작동하는 데 중요한 역할을 함.

4. 증상 및 질병 용어

용어	뜻	설명
anemia	빈혈	정상인에 비해 혈액 중에서 적혈구 수 또는 헤모글로빈 양이 감소되어 있는 상태
hypoxia	저산소증	동맥혈 산소함량(pO_2)이 감소하며, 조직 속의 산소가 정상치 이하로 감소한 상태
cyanosis	청색증	피부나 점막이 푸르스름해지는 것으로 산소와 결합하지 못한 메트혈색소가 많은 경우 발생
iron deficiency anemia(IDA)	철결핍빈혈	적혈구의 혈색소 합성에 필요한 철이 부족하여 생기는 빈혈
hemolytic anemia	용혈빈혈	여러 가지 원인에 의해 적혈구 파괴가 증가하여 일어나는 빈혈. 혈색소뇨증(hemoglobinuria), 혈색소혈증(hemoglobinemia) 등을 보임
pernicious anemia	악성빈혈	비타민 B12의 결핍으로 인해 생긴 빈혈로 대구성 적혈구와 중성구의 과분엽을 특징으로 하는 빈혈
aplastic anemia	재생불량빈혈	골수의 저형성으로 인한 심각한 상태의 빈혈로 모든 혈액세포의 수 감소를 특징으로 함.
sickle cell anemia	낫적혈구빈혈	유전성 용혈성 빈혈로서 이상 혈색소증의 하나이며 흑인에게서 주로 나타나고 혈액에 낫적혈구가 있는 것이 특징
paroxysmal nocturnal hemoglobinuria (PNH)	돌발야간혈색뇨	용혈빈혈 중 하나로 유전자 이상을 가진 조혈모세포가 증식하여 보체에 의한 혈관내 용혈을 발생
lymphocytosis	림프구증가증	말초혈액에 림프구의 수가 증가한 상태로 주로 바이러스의 침범이 있거나 백혈병 등 병적인 현상에서 보임.
leukemia	백혈병	비정상적인 백혈구 세포의 증식에 의해 일어나는 병적현상으로, 급성과 만성의 골수세포 백혈병(myelocytic leukemia), 림프구 백혈구(lymphocytic leukemia), 등이 있다.
multiple myeloma	다발골수종	형질세포가 비정상적으로 분화, 증식되어 나타나는 악성종양으로 뼈조직 파괴와 골절, 뼈 통증 등의 증상을 보이는 질환
polycythemia vera	진성적혈구증가증	적혈구가 많이 증가하여 혈액의 점성이 높고, 백혈구, 혈소판까지 증가하는 골수증식성질환 중의 하나
hemophilia	혈우병	선천성 · 유전성으로 혈액응고인자(8, 9, 11인자)의 결핍에 의한 것으로 출혈시 지혈이 잘 되지 않는 질환
purpura	자반증, 자반병	출혈에 의한 진피(cutis)나 피하조직(subcutis)의 자주빛 피진(eruption)을 말하며 여러 가지 원인에 의해 발생

용어	뜻	설명
infarction	경색증	혈액의 공급의 급격한 차단으로 인해서 조직이 죽는 상태
thrombosis	혈전증	생체에 있어서 장기조직의 혈관 안을 흐르는 혈액이 점차 국소적으로 응고하는 병적상태
pulmonary embolism	폐색전증	혈류가 나빠져서 혈액이 굳어진 혈전이나 몸의 다른 부분에서 생긴 혈전 또는 이물들이 흘러들어와 허파동맥(pulmonary artery)을 막았을 때 발생하는 질환
disseminated intravascular coagulation (DIC)	파종혈관내응고	감염, 수술, 외상 등의 원인으로 인해 전신적 혈액응고계가 활성화됨으로써 유발되는 증후군
thrombocytopenic purpura	혈소판 감소성 자반병	혈소판 수치가 정상보다 감소하고, 점막과 피부의 표재성 출혈이 특징인 질환
blood transfusion	수혈	치료를 위해 건강한 사람의 혈액을 채취해 환자의 혈관내로 주입하는 것
blood transfusion reaction	수혈반응 (수혈부작용)	전혈 또는 혈액제제를 수혈하는 중이나 수혈 후에 환자에게 일어나는 부작용
graft versus host disease (GVHD)	이식편대 숙주병	수혈 후 공혈자의 T림프구가 환자의 체내에서 활성화하여 수혈자의 림프계를 포함한 조혈장기와 여러 장기를 공격하여 생기는 수혈 부작용
transfusion related acute lung injury (TRALI)	수혈 관련 급성 폐손상	수혈 중이나 수혈 후 6시간 이내에 저산소증이나 급성 폐부종에 의한 호흡곤란, 폐부종을 나타내는 수혈 부작용

5. 약어(abbreviations)

약어	의미	
Hb	hemoglobin	혈색소
BM	bone marrow	골수
PB	peripheral blood	말초혈액
CBC	complete blood count	온(전)혈구계산, 전체혈구계산
BMT	bone marrow transplantation	골수이식(조혈모세포 골수이식)
RBC	red blood cell	적혈구
WBC	white blood cell	백혈구

약어	의미	
PLT	platelet	혈소판
Hct	hematocrit	적혈구용적률
ESR	erythrocyte sedimentation rate	적혈구침강속도
IDA	iron deficiency anemia	철결핍빈혈
AA	aplastic anemia	재생불량빈혈
PA	pernicious anemia	악성빈혈
AML	acute myelocytic leukemia	급성골수세포백혈병
ALL	acute lymphocytic leukemia	급성림프구백혈병
CML	chronic myelocytic leukemia	만성골수세포백혈병
CLL	chronic lymphocytic leukemia	만성림프구백혈병
PT	prothrombin time	프로트롬빈 시간
aPTT	activated partial thromboplastin time	부분활성화트롬보플라스틴 시간
TT	thrombin time	트롬빈 시간
DIC	disseminated intravascular coagulation	파종혈관내응고증
ANA	antinuclear antibody	항핵항체
EPO	erythropoietin	적혈구형성호르몬, 에리트로포이에틴
SLE	systemic lupus erythematosus	전신홍반루푸스
vWF	von Willebrand factor	폰빌레브란트 인자
PC	platelet concentrate	농축혈소판
Cryo	cryoprecipitate	동결침전제제
FFP	fresh frozen plasma	신선동결혈장
HLA	human leukocyte antigen	사람백혈구항원

복습하기(review)

1. 다음 뜻을 가진 어근을 고르시오.

보기			
① color	② form	③ red	④ blue
⑤ clot	⑥ bone		

1) erythro- (　　)　　2) thrombo- (　　)
3) cyano- (　　)　　4) osteo- (　　)
5) morpho- (　　)　　6) chromo- (　　)

2. 다음 뜻을 가진 접두사를 고르시오.

보기			
① all	② large	③ around	④ one
⑤ multi	⑥ after		

1) meta- (　　)　　2) macro- (　　)
3) pan- (　　)　　4) mono- (　　)
5) poly- (　　)　　6) peri- (　　)

3. 다음 뜻을 가진 접미사를 고르시오.

보기			
① -ectomy	② -lysis	③ -cyte	④ -penia
⑤ -megaly	⑥ -emia		

1) blood condition (　　)　　2) dissolution (　　)
3) cell (　　)　　4) enlargement (　　)
5) deficiency (　　)　　6) excision (　　)

4. 다음 의학용어의 뜻을 쓰시오.

1) hematology ____________________

2) anticoagulant ____________________

3) morphology ____________________

4) basophil ____________________

5) promyelocyte ____________________

6) neutropenia ____________________

7) leukapheresis ____________________

8) hematopoiesis ____________________

9) reticulocyte ____________________

10) coagulation ____________________

5장 임상화학 용어

학습목표

1. 임상화학 검사 관련 어근, 접두사, 접미사의 의미를 설명할 수 있다.
2. 진단, 질환과 관련된 용어를 설명할 수 있다.
3. 임상화학검사와 관련된 약어를 풀어서 적을 수 있다.

1. 임상화학 관련 의학 용어

1) 어근(word roots)

어근(word roots)	뜻(meaning)		예(example)	
lipo-	fat	지방	lipoprotein	지단백
chole-	bile, gall	담즙	cholesterol	콜레스테롤
pepso, pepsia-	digestion	소화	dyspepsia	소화불량
colo-	colon	결장	colitis	대장(결장)염
entero-	intestine	장, 창자	enteromalacia	장연화
hepato-	liver	간	hepatitis	간염
pancreato-	pancreas	췌장(이자)	pancreatomy	췌장(이자)절개술
glyco-	sugar	당	glycosuria	당뇨
bili-	bile	담즙	biliary tract	담도(쓸개길)
choledocho-	common bile duct	총담관	choledochography	총담관조영법
cirrho-	yellow	노란	cirrhosis	경화증
cysto-	bladder, sac	방광, 주머니	cystectomy	방광절제술

어근(word roots)	뜻(meaning)		예(example)	
nephro-	kidney	신장(콩팥)	nephrolysis	신장(콩팥)박리술
pyelo-	renal pelvis	신우(콩팥깔때기)	pyelitis	신우염
uretero-	ureter	요관	ureterography	요관조영술
uro-	urine	소변	urine	소변
reno-	kidney	신장(콩팥)	renography	신장영상촬영술
vesico-	bladder	방광	vesicocele	방광류, 방광탈출
gono-	seed, semen	생식, 정액	gonorrhea	임질
galacto-	milk	우유, 유즙	galactosemia	갈락토스혈증
kal-	potassium	포타슘	kalium	칼륨
natr-	sodium	소듐	natrium	나트륨
andro-	male	남성	androgen	안드로겐, 남성호르몬
myo-	muscle	근육	myoma	근종
arthro-	joint	관절	arthritis	관절염
chondro-	cartilage	연골	chondrocyte	연골세포
pneumo-	air, lung	공기, 폐	pneumonia	폐렴
spermato-	sperm	정자	spermatocyte	정모세포

2) 접두사(prefixes)

접두사(prefix)	뜻(meaning)		예(example)	
-ectasia	dilatation	확장	vascularectasia	혈관확장증
-algia	pain	통증	gastralgia	위통
-oma	tumor	(~종) 양성	adenoma	샘종(선종)
-cele	protrusion	돌출	rectocele	직장류, 직장탈출증
-porosis	cavity formation	공동형성	osteoporosis	골다공증
-odynia	pain	통증	podalgia	발통증
-pnea	breathing	호흡	apnea	무호흡
-staxis	hemorrhage	출혈	gastrostaxis	위출혈

2. 임상화학의 해부생리학

1) 간(liver)

가로막 아래 우상복부에 위치한 장기로 탄수화물대사, 아미노산 및 단백질 대사, 지방 대사, 담즙산 및 빌리루빈 대사, 비타민 및 무기질 대사, 호르몬 대사, 해독 작용 및 살균 작용 등의 주요 기능을 담당한다(그림 5-1).

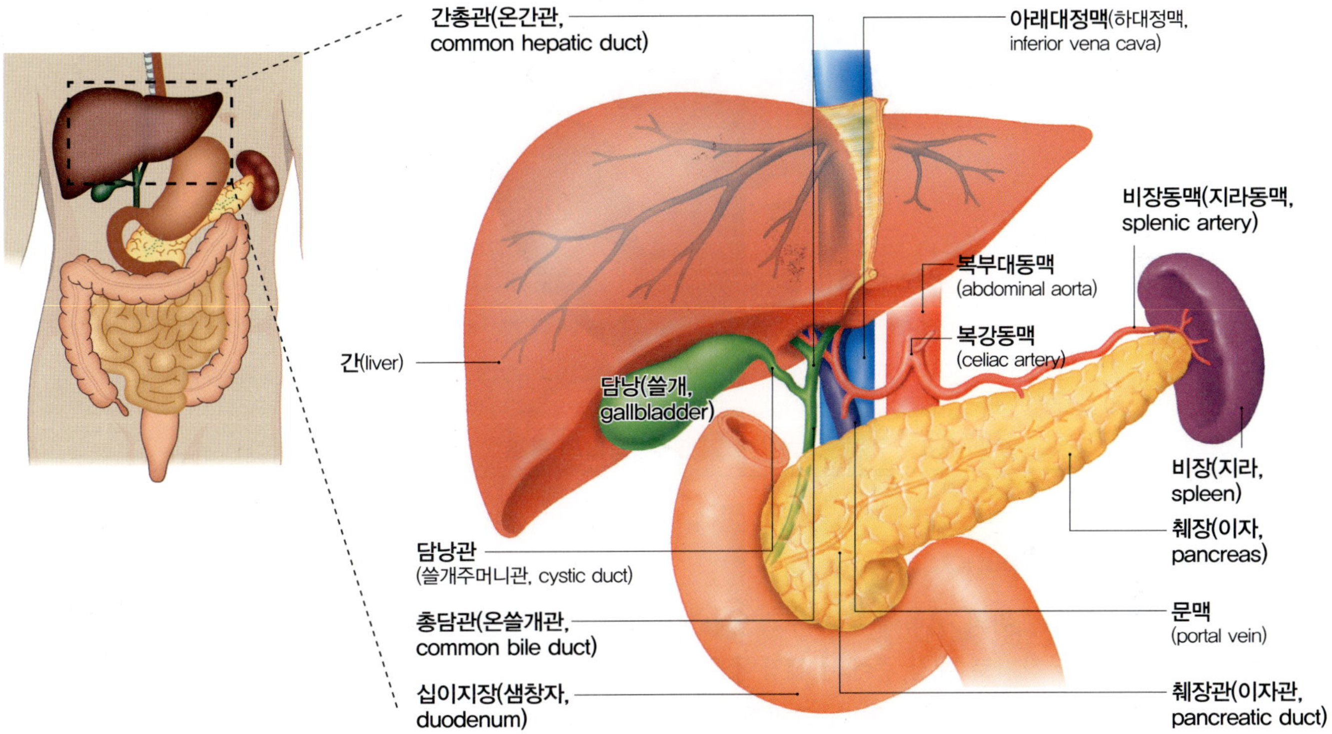

그림 5-1 간과 간의 위치

2) 신장(콩팥, kidney)

신장(콩팥)은 아래쪽 배의 등쪽에 쌍으로 위치하며 노폐물을 배설하고 산염기 및 전해질 대사 등 체내 항상성을 유지하는 기능을 하는 중요한 장기 중 하나이다. 양쪽 신장의 총 무게는 전체 체중의 약 0.4%에 지나지 않지만, 신장의 기능이 심하게 저하되거나 소실되면 생명을 유지하기 어렵다. 생명의 유지에 매우 중요한 생리적 기능을 수행하기 때문에 총 심박출량의 20~25%가 신장으로 흘러 들어간다. 신장의 기능을 담당하는 단위 구조로서 네프론이 있으며 이는 소변을 생산하는 데 있어 기본 단위가 된다(그림 5-2).

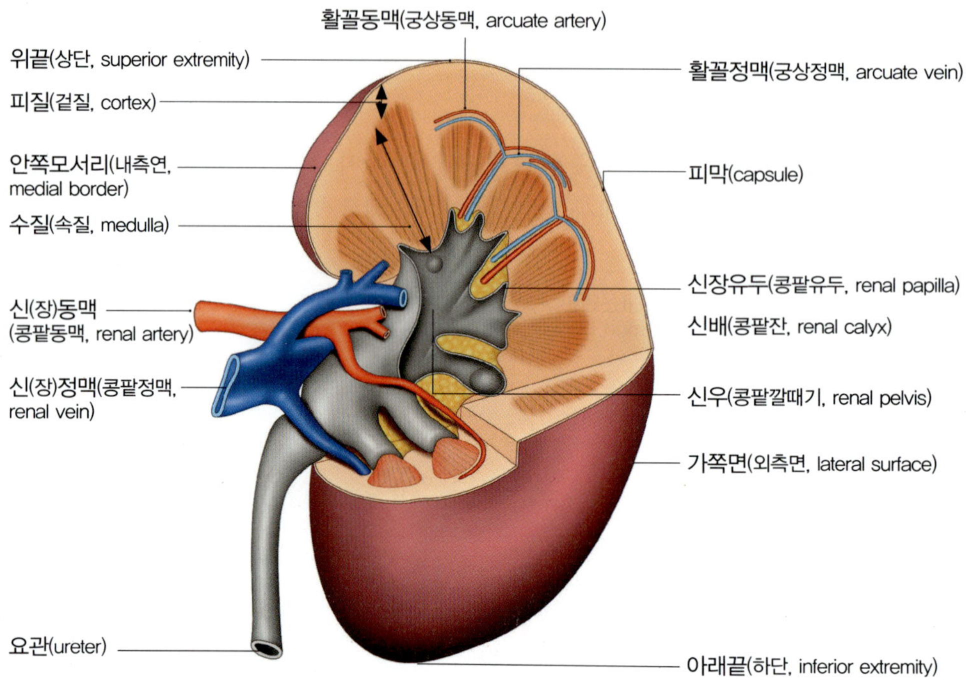

그림 5-2 **콩팥의 구조**

3) 췌장(이자, pancreas)

췌장(이자)는 위의 뒤쪽에 위치하고 있으며, 소화 효소와 호르몬을 분비하는 장기이다. 췌장은 후복막에 위치한 장기로 췌장 중에서 췌장머리(두부) 부위는 십이지장과 하부 총담관과 한덩어리로 되어 있다. 췌장몸통(체부)은 위의 후방, 그리고 대동맥과 대정맥의 바로 전방을 지나가며, 췌장꼬리(미부)는 위의 후방 중에서도 비장의 근처에 위치하게 된다(그림 5-3).

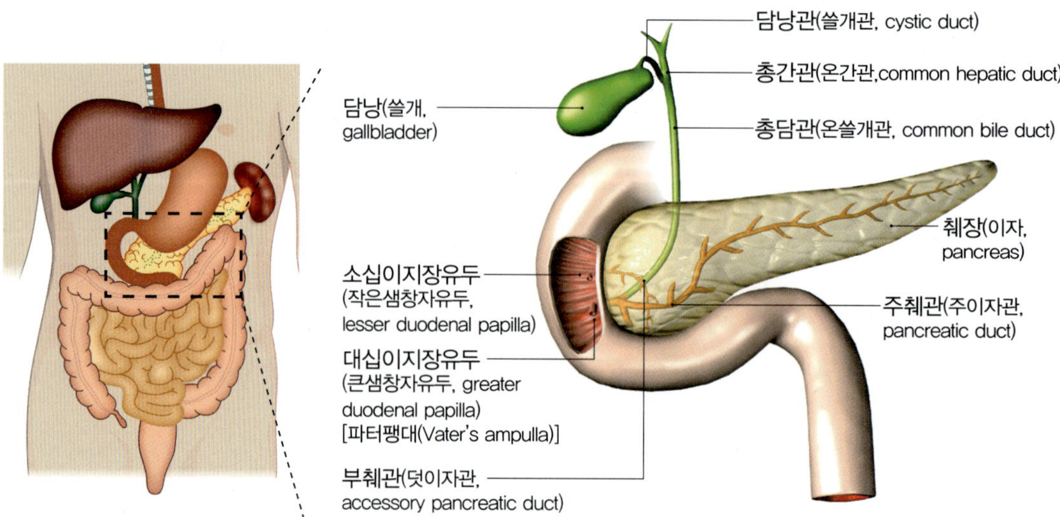

그림 5-3 **이자의 위치**

4) 부신(adrenal gland)

사람에서 좌우 신장 위에 한 쌍 있는 내분비 기관으로 생명유지에 중요한 내분비선이다. 신상체(腎上體)라고도 한다. 신장과는 구조와 기능이 전혀 다르다. 수질과 그것을 둘러싸고 있는 피질로 이루어져 있다. 좌측은 반달형, 우측은 편평한 삼각형으로 포유류에서는 보통 신장의 앞쪽에 위치하고 있으나 사람에서는 신장 위쪽에 밀착하여 존재한다. 피막으로 쌓여 있으며, 너비 4~5cm, 높이 2~3cm, 중량 7~8g이다. 혈관조직이 풍부한 장기로 모든 부신 세포는 혈관의 내피세포와 인접하고 있다(그림 5-4).

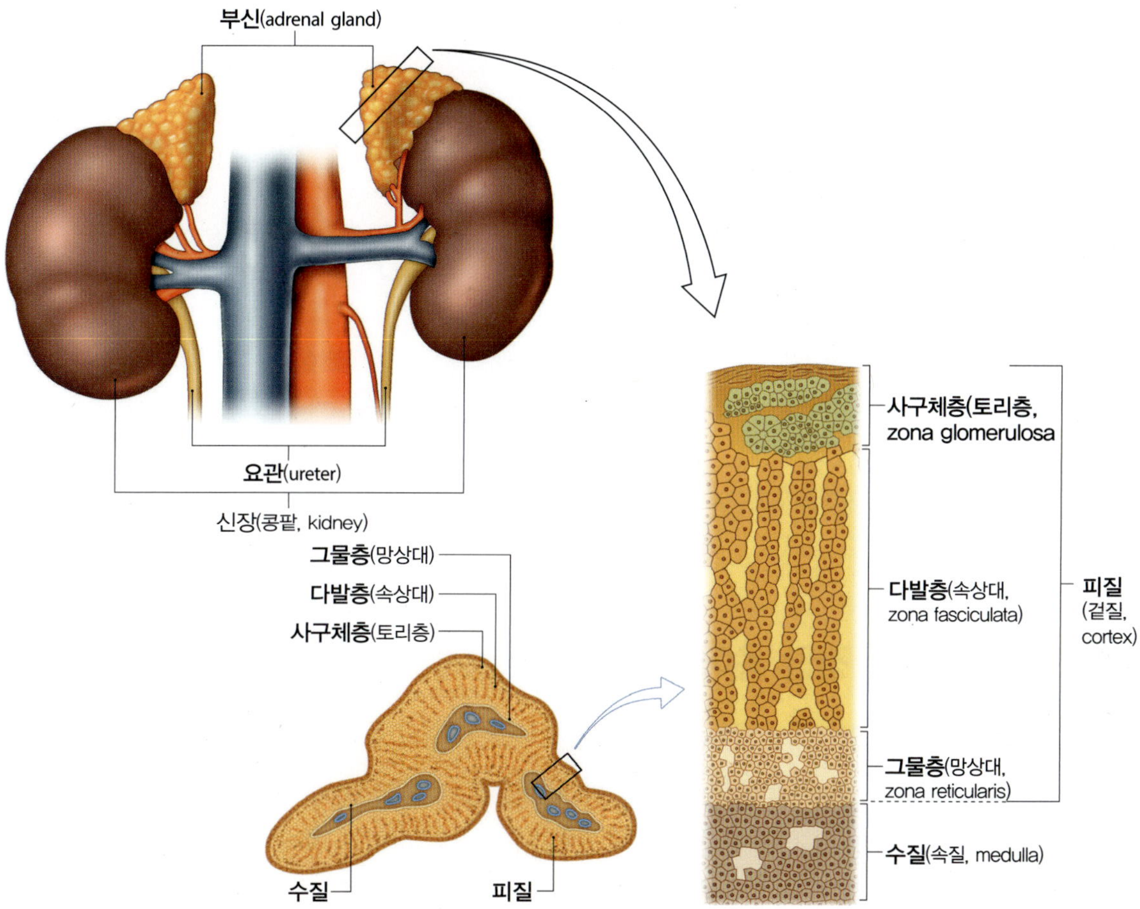

그림 5-4 **부신의 위치와 구조**

5) 갑상샘(thyroid gland)

목의 한가운데에서 앞으로 튀어나온 물렁뼈의 아래쪽 기도의 주위를 감싸고 있는 내분비선으로 갑상샘 호르몬을 분비한다. 날개를 편 나비의 모양으로, 나비의 날개에 해당되는 부분을 각각 우엽과 좌엽이라 하며, 동체에 해당되는 부분을 협부라 한다. 우엽과 좌엽은 소화관의 일부인 인두의 바깥 벽에까지 닿는다. 갈색을 띠며 무게는 30~60g으로 개인에 따라 약간씩 크기에 차이가 난다. 인체에서 가장 큰 내분비선이며, 정상적인 경우에는 대체로 만져지거나 눈에 띄지 않지만 이상이 생기면 커진다(그림 5-5).

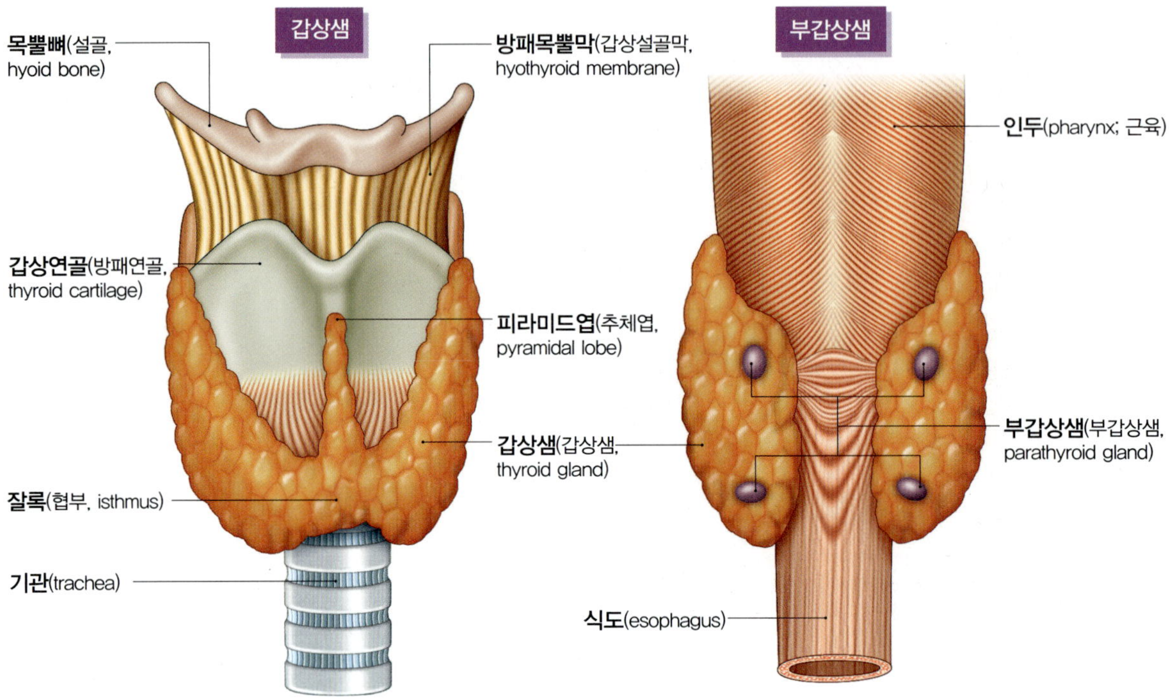

그림 5-5 **갑상샘의 위치**

3. 임상화학 검사 및 진단 용어

1) 간 기능 검사

간은 생체에서 단백질 합성, 포도당 및 기타 탄수화물 대사, 핵산 대사, 지질 대사, 약물 대사 등을 담당하는 중요 장기로, 생명 유지에 필수적인 장기 중 하나이다. 하지만 여러 질환들에서 간에 손상을 줄 수 있고, 이러한 질환들을 정확히 진단하는 것이 치료 방침 결정에 중요한 토대가 된다. 이러한 여러 질환들을 감별하기 위해서는 몇 가지 생화학적 검사들을 종합적으로 해석하는 것이 필요한데, 이를 위하여 몇 검사 항목들을 묶어 간 기능 검사로 통칭한다. 주요 검사로는 AST, ALT, ALP, GGT, bilirubin 등이 있고, 이외에도 총 단백질, 알부민 등의 항목을 더하여 검사하는 경우도 많다.

용어	뜻	설명
AST (aspartate aminotransferase)	아스파르테이트 아미노전이요소	간세포(hepatocyte) 외에 적혈구, 골격근(뼈대근육, skeletal muscle) 등에 분포하는 효소로, 세포가 괴사 · 파괴되면 혈중으로 유출된다. 간질환의 지표. 옛 명칭: SGOT
ALT (alanine aminotransferase)	알라닌 아미노전이요소	간세포 내에 많이 함유되어 있는 효소로, 간이 장애를 입으면 혈 중 ALT 활성이 상승 옛 명칭: SGPT
ALP (alkaline phosphatase)	알칼리성 인산분해효소	알칼리조건 하에서 인산화합물을 분해할 수 있는 효소로, 간 · 담도계 질환, 골질환의 지표

용어	뜻	설명
GGT (gamma (γ)-glutamyl transferase)	감마-글루타밀전이효소	감마글루타밀 펩티드(γ-glutamyl peptide)를 가수분해하여 γ-glutamyl기를 다른 펩티드나 아미노(amino)산에 전이시키는 작용을 하는 효소. 이 효소는 간장질환의 진단에 이용되기 시작하여 폐쇄성황달(obstructive jaundice)이나 간암(hepatoma) 등에서 현저히 증가
bilirubin	빌리루빈	담즙(쓸개즙)에 존재하는 황갈색 물질로, 수명이 다한 적혈구가 분해될 때 적혈구의 구성성분인 헤모글로빈이 대사되면서 생성되는 산물
total protein	총 단백	혈청 총단백량. 알부민, 글로불린 등의 총합. 이상단백혈증(dysproteinemia)의 지표
albumin	알부민	생체세포나 체액 중에 넓게 분포되어 있는 단순단백질로 글로불린과 함께 세포의 기초물질을 구성하며, 동식물의 조직 속에 널리 존재
total cholesterol	총 콜레스테롤	혈액 속에 들어있는 콜레스테롤의 총량으로, 지질대사이상(disorders of lipid metabolism)의 지표

2) 신장(콩팥) 기능 검사

신장(콩팥) 기능 상태를 평가하기 위한 여러 생화학적 검사들의 조합을 말한다. 신장은 체액, 전해질 및 산-염기 상태를 조절하는 장기로, 혈중 노폐물을 제거하는 중요한 역할도 담당한다. 여러 질환들에서 합병증으로 신장 기능(콩팥 기능)이 떨어지거나, 혹은 신장 자체가 침범되어 신장 기능에 영향을 받는다. 신장 기능의 손상 정도를 파악하고, 치료에 어느 정도 반응하는지, 또 신대체요법이 필요할 것인지 등을 파악하고자 할 때, 몇 가지 생화학적 검사들을 조합하여 신장 기능을 평가할 수 있다.

용어	뜻	설명
clearance test	클리어런스 시험	1분간에 신에서 요중에 배설되는 물질의 양을 공급하는 혈액량을 나타내고 클리어런스치는 물질의 요중 농도를 U, 1분간 요량을 V, 물질의 혈중농도를 B로 하면 UV/B로서 계산
creatinine	크레아티닌	염기성 물질. 크레아틴의 무수물이며 크레아틴대사의 최종 산물이다. 근육과 혈액에 존재하며 요(尿)로 배설
creatinine clearance test	크레아티닌 청소율 검사	크레아티닌을 일정량을 비경구적으로 투여한 후에 크레아티닌이 청소되는 혈장량/콩팥을 통해 불필요한 특정 물질을 제거하여 혈액이 깨끗하게 되는 것
GFR (glomerular filtration rate)	사구체 여과율	1분간에 양측 신장의 모든 네프론(nephron)에서 생성되는 사구체 여과액의 양을 표시하고, inulin이나 creatinine 등 특정 물질의 클리어란스(clearance)를 측정하여 계산

용어	뜻	설명
NPN (nonprotein nitrogen)	비단백성 질소	혈청 중의 단백질을 제외한 나머지 저분자의 질소 화합물의 총칭. 약어 NPN. 주로 요산, 크레아틴, 아미노산 등으로 구성. 신장기능의 저하시에 NPN이 상승하므로 진단상 중요
BUN (blood urea nitrogen)	혈액요소질소	혈액 중의 요소에 포함되는 질소분을 말하며, 신장질환의 지표
Cystatin C	시스타틴 씨	생체 내의 모든 유핵세포에서 생성되며, 분자량이 작아서 사구체에서 여과되고 세뇨관에서 완전히 재흡수되며, 크레아티닌과 달리 세뇨관으로 분비되지 않음. 체내에서 생성되는 속도가 근육량, 성별, 인종, 식이 등의 영향을 받지 않음
Phenolsulfonphthalein (PSP) test	페놀설폰프탈레인 배설 검사	근위세뇨관기능을 검사하는 시험. 페놀설포프탈레인(PSP)을 정맥주사했을 경우, 신장이 건강하면 생체 내에서 변화되지 않고 신장의 근위세뇨관으로부터 신속하게 배설
Urinalysis	소변분석	소변으로 요로계통의 질병을 진단하기 위해서 손쉽고 광범위하게 사용하는 검사법. 소변분석 시 색깔, 수소이온농도지수, 소변화학검사(당, 케톤, 헤모글로빈), 현미경검사(세포수, 결정체, 원주체) 등을 검사

3) 당뇨 관련 검사

당뇨병은 인슐린의 분비 혹은 작용에 문제가 생겨 혈당이 높은 상태로, 적절히 조절하지 않을 경우 여러 합병증이 생기는 질환이다. 당뇨병을 진단하기 위한 검사로는 공복 혈당(fasting blood sugar), 경구 포도당 부하 검사(oral glucose tolerance test), 당화혈색소(HbA1c) 등이 있다. 당뇨병으로 치료 중인 환자는 조절 상태 파악을 위해 자가 혈당 검사 및 당화혈색소 검사를 정기적으로 시행해야 한다.

용어	뜻	설명
FBS (fasting blood sugar)	공복 혈당	WHO기준 최소 8시간 공복 후 혈중 혈당을 측정하는 당뇨병검사
urine glucose test	요당 검사	요중(尿中)에 함유되는 당 검사
OGTT (oral glucose tolerance test)	경구 포도당 부하 시험	당뇨병 및 내당능(생체의 포도당 처리능력) 장애를 진단하기 위해 시행하는 검사. 피검자에게 포도당을 복용시키고, 시간의 경과에 따라 혈당치를 측정하는 검사
HbA1c (hemoglobin A1c)	당화 혈색소	헤모글로빈A1c. 혈관 내에서 헤모글로빈과 포도당이 결합한 것으로, 평균혈당치의 지표/ 6~8주간 평균혈당 반영
glycated albumin	당화 알부민	혈액내의 알부민이 포도당 등인 환원당과 비효소적으로 반응하여 생성. 혈액내의 당화알부민의 양은 당화혈색소(HbA1c)처럼 단백질과 공존하는 당의 농도 및 시간에 상관하기 때문에 과거의 혈당상태를 나타내는 지표

용어	뜻	설명
1,5-anhydro-D-glucitol	1,5 안하이드로클루시톨	혈당관리의 새로운 지표로 항상 혈중 농도가 안정. 당뇨의 경우 소변의 농도는 증가하나, 혈액은 감소하는 특징

4) 부신호르몬 검사

부신피질(콩팥위샘겉질)은 당질 코르티코이드, 염류 코르티코이드, 남성 호르몬을 만들고 분비한다. 글루코코르티코이드는 스트레스나 자극에 대한 우리 몸의 대사와 면역 반응을 조절하고, 염류코르티코이드는 알도스테론이라고도 하며 혈압, 혈액량, 전해질 조절에 관여한다. 남성 호르몬은 이차 성징의 발현에 영향을 준다. 부신수질(콩팥위샘속질)은 에피네프린과 노르에피네프린을 만들고 분비하는데, 이는 혈압 조절에 중요한 역할을 한다.

용어	뜻	설명
glucocorticoid	당질부신피질호르몬(글루코코르티코이드)	코르티솔이라 불리기도 하며, 스트레스에 대응하여 분비. 몸에 저장되어 있던 에너지, 특히 포도당과 아미노산을 동원함으로써 당질대사에 밀접하게 관련
mineralcorticoid	무기질부신피질호르몬(미네랄코르티코이드)	알도스테론이라고도 하며 혈압, 혈액량, 전해질 조절에 관여. 주로 염분과 물의 평형에 관여하는 코르티코스테로이드 호르몬의 하나
epinephrine	에피네프린	부신 수질에서 활동적인 교감 신경 흥분 작용 호르몬. 에피네프린은 알파 및 베타 아드레날린 시스템을 자극하며 체계적인 혈관 수축 및 위장 이완을 일으키고, 심장을 자극하고, 기관지 및 대뇌 혈관을 확장
norepinephrine	노르에피네프린	스트레스 호르몬으로서 집중력과 반응 행동을 담당하는 뇌의 영역에 작용하여, 심박동 수를 증가시키고 혈당을 올리며, 골격근으로의 혈류량을 증가
dopamine	도파민	신경전달물질하나로 노르에피네프린과 에피네프린 합성체의 전구물질
catecholamine	카테콜아민	아미노산 타이로신에서 유도되어 호르몬이나 신경 전달제로 작용하는 화합물을 통틀어 이르는 말

5) 갑상샘 기능 검사

갑상샘 기능 검사 (thyroid functional test) 란 갑상샘 기능을 평가하기 위해 필요한 호르몬들의 수치를 측정하는 검사들의 조합을 말한다. 갑상샘 기능에 이상이 오는 질환의 종류는 다양하지만 크게 갑상샘 기능이 상승되는 갑상샘 기능 항진증과 반대로 기능이 저하되는 갑상샘 기능 저하증 으로 분류할 수 있다. 각각의 원인 질환에 따라 갑상샘 호르몬과 관련 검사들의 수치가 변화한다. 따라서 갑상샘과 관련된 여러 호르몬 및 검사 항목들을 측정하여 그 변화 양상에 따라 적절한 진단과 치료를 할 수 있다.

용어	뜻	설명
Free T4	유리싸이록신	활성화된 갑상샘호르몬을 표시하며 갑상샘 기능을 가장 정확히 반영. 즉 freeT4의 증가나 감소에 따라 환자의 증상이 항진증 또는 저하증으로 나타남
TSH (thyroid stimulating hormone)	갑상샘자극호르몬	뇌하수체의 갑상샘 조절기능을 검사하는 것으로 갑상샘 기능 변화를 가장 먼저 예민하게 반영하므로, 혈액 TSH의 측정은 갑상샘기능 저하증이나 항진증의 조기 발견에 유용하며, 드물게 뇌하수체가 원인인 갑상샘 질환도 있어 감별진단에 이용
T3 (triiodothyronine)	트리요오드티로닌	가장 강력한 갑상선호르몬(갑상샘호르몬, thyroid hormone)으로 체온이나 심장박동수, 성장 등 체내의 모든 과정에 관여. 혈중에서는 그 대부분이 단백질과 결합하고, 나머지는 유리트리요오드티로닌(FT3)으로 존재하며, 갑상샘기능(갑상샘기능)의 지표
TG (thyroglobulin)	갑상샘글로불린	갑상샘자극호르몬에 의해 분비되는 갑상샘 특이 단백으로, 갑상샘 분화암 수술 후의 경과관찰, 즉 재발과 전이의 진단에 유용

4. 증상 및 질병 용어

용어	뜻	설명
hepatitis	간염	간에 생기는 염증을 통틀어 이르는 말
hepatic cirrhosis	간경화	간세포의 장애와 결합조직의 증가에 의하여 간이 경화 · 축소되는 질병
fatty liver	지방간	간세포 안에 지방이 축적되는 증상
jaundice	황달	혈액 속의 빌리루빈이 이상적으로 증가하여 피부나 점액에 침착되어 노랗게 염색된 상태
hepatoma	간암	간세포에서 발생하는 간세포암과 담관상피세포에서 발생하는 담관암종
glomerulonephritis	사구체염	사구체에 생기는 염증
nephrolithiasis	신장결석(콩팥돌증)	신장(콩팥)에 돌(요산, 칼슘 등)이 생기는 병적 상태
nephrotic syndrome	신증후군	신장(콩팥)사구체의 병에 의해 전신에 부종이 생기고 심한 단백뇨, 핍뇨를 초래하는 신장병
renal failure	신부전 (콩팥기능상실)	혈액속의 노폐물을 걸러내고 배출하는 신장의 기능에 장애가 있는 상태
nephromegaly	신장(콩팥)비대증	여러 가지 원인에 의해 신장이 커지는 것

용어	뜻	설명
nephritis	신장염	신장(콩팥)에 생기는 염증으로 오줌의 감소와 신장기능부전 증상
diabetes mellitus	당뇨병	인슐린의 분비량이 부족하거나 정상적인 기능이 이루어지지 않는 등의 대사질환
pancreatitis	췌장염	소화기관이면서 내분비기관인 췌장(이자)에 발생한 염증
cushing's syndrome	쿠싱증후군	부신피질에서 당질코르티코이드가 과다하게 분비되는 병
aldosteronism, conn's syndrome	알도스테론증, 콘 증후군	알도스테론의 분비과다로 일어나는 부신겉질샘종에 의해 발생
addison's disease	부신기능부전, 에디슨병	부신피질호르몬의 분비부족으로 일어나는 병
goiter	갑상샘종	갑상샘이 커져서 목 부위가 부풀어 오르는 증상
hypothyroidism	갑상샘 저하증	갑상샘호르몬의 양이 부족해 부종, 오한, 탈모, 피로 등의 증상이 나타나는 것
hyperthyroidism	갑상샘 항진증	갑상샘호르몬이 과도하게 분비되어 생기는 증상

5. 약어(abbreviations)

약어	의미	
HAV	hepatitis A virus	A형 간염 바이러스
HBV	hepatitis B virus	B형 간염 바이러스
HCV	hepatitis C virus	C형 간염 바이러스
HDV	hepatitis delta virus	델타 간염 바이러스
ADH	antidiuretic hormone	항 이뇨 호르몬
ARF	acute renal failure	급성신부전증(급성 콩팥 기능상실)
BUN	blood urea nitrogen	혈액 요소 질소
CRF	chronic renal failure	만성신부전증(만성 콩팥 기능상실)
ESRF	end-stage renal failure	말기 신부
PKU	phenylketonuria	페닐케톤뇨
UA	urinalysis	소변검사, 소변분석

약어	의미	
UTI	urinary track infection	요로 감염
BS	blood sugar	혈당
DM	diabetes mellitus	당뇨병
FBG, FBS	fasting blood glucose fasting blood sugar	공복시 혈당
GDM	gestational diabetes mellitus	임신성 당뇨병
IGT	impaired glucose tolerance	포도당 내성 장애
OGTT	oral glucose tolerance test	경구 포도당 내성 검사
ACTH	adrenocorticotrophic hormone	부신피질(겉질) 자극 호르몬
T3	triiodothyronine	트리요오드티로닌
T4	tetraiodothyronine, thyroxine	테트라요오드티로닌, 티록신
TBG	thyroxine-binding globulin	티록신결합글로불린
TSH	thyroid-stimulating hormone	갑상샘 자극 호르몬
CRP	C reactive protein	C 반응 단백
HDL	high density lipoprotein	고밀도 지단백
LDL	low density lipoprotein	저밀도 지단백
TG	triglyceride	중성지방
AST	aspartate aminotransferase	아스파트산아미노전이효소
ALT	alanine aminotransferase	알라닌아미노전이효소
LDH	lactate dehydrogenase	젖산탈수소효소
ACP	acid phosphatase	산인산분해효소
ALP	alkaline phosphatase	알칼리인산분해효소
EP	electrophoresis	전기영동
AFP	alpha (α)-fetoprotein	알파태아단백
LFT	liver function test	간기능 검사

복습하기(review)

1. 다음 뜻을 가진 어근을 고르시오.

보기
① bile ② bladder ③ liver ④ intestine
⑤ kidney ⑥ fat

1) hepato- ( )
2) nephro- ( )
3) cysto- ( )
4) lipo- ( )
5) chole- ( )
6) entero- ( )

2. 다음 뜻을 가진 접두사를 고르시오.

보기
① painful ② many ③ night ④ little
⑤ threadlike

1) noct- ( )
2) dys- ( )
3) poly- ( )
4) oligo- ( )
5) mito- ( )

3. 다음 뜻을 가진 접미사를 고르시오.

보기
① -algia ② -cele ③ -oma ④ -ectasia
⑤ -pnea ⑥ -staxia

1) hemorrhage ( )
2) pain ( )
3) breathing ( )
4) dilatation ( )
5) protrusion ( )
6) tumor ( )

4. 다음 의학용어의 뜻을 쓰시오.

1) hypothyroidism ______________________

2) electrophoresis ______________________

3) hepatitis ______________________

4) osteoporosis ______________________

5) glycosuria ______________________

6) lipoprotein ______________________

7) arthritis ______________________

8) urinalysis ______________________

9) jaundice ______________________

10) pancreatomy ______________________

6장 감염과 미생물학 용어

학습목표

1. 미생물(세균, 진균, 바이러스, 기생충)의 감염 관련 어근, 접두사, 접미사의 의미를 설명할 수 있다.
2. 진단, 질환과 관련된 용어를 설명할 수 있다.
3. 미생물검사 관련된 약어를 풀어서 적을 수 있다.

1. 1 미생물의 감염과 병원성 관련 의학 용어

1) 어근(word roots)

어근(word roots)	뜻(meaning)		예(example)	
host	host	주인	host	숙주
-fect	make	만들다	infection	감염
path-	disease	질병을 야기하다	pathogenicity	병원성
virus	poisonous	독이 있는	virulence	독력
toxin	poison	독소	toxin	독소
-demic	specific population or region	특정 지역이나 인구 집단과 관련된	endemic pandemic epidemic	풍토의 범세계 유행성 유행병의
-sepsis	decay	부패, 부식	antisepsis	소독, 방부
sanit-	make healthy	건강하게 만들다	sanitization	소독, 위생화
nos/o-	disease	질병	nosocomial	병원내의
pasteurization	pasteurization	저온멸균	pasteurization	저온멸균
-clave	seal, pressure	밀폐, 압력	autoclave	가압증기멸균

2) 접두사(prefixes)

접두사(prefixes)	뜻(meaning)		예(example)	
in-	in	안으로	infect	감염시키다
ex-	out	밖	exotoxin	외독소
endo-	within	안	endotoxin	내독소
en-	in	안	endemic	풍토의
pan-	all	모든	pandemic	범세계 유행성
micro-	small	작은	microbe	미생물
anti-	against, resistance	반대, 저항	antisepsis	소독
a-	without	없이	asepsis	무균
auto-	self, automatic	자율적, 자동	autoclave	가압증기멸균

3) 접미사(suffixes)

접미사(suffixes)	뜻(meaning)		예(example)	
-emia	blood	혈액	septicemia bacteremia fungemia viremia	패혈증 박테리아혈증 곰팡이혈증 바이러스혈증
-gen	to produce	생산하다	pathogen	병원체

1. 2 미생물의 감염과 병원성 관련 용어

용 어	뜻	설 명
host	숙주	특정 생명체에게 영양분과 서식지를 제공하는 동식물 개체
infection	감염	신체조직내로 미생물이 침입, 정착하여 증식하는 상태
pathogenicity	병원성	미생물이 특정한 질병을 일으키게 할 수 있는 성질
pathogen	병원체	질병을 유발하는 미생물
virulence	독력	미생물이 숙주에 감염하여, 발병시키거나 죽음에 이르게 하는 능력

용 어	뜻	설 명
toxin	독력	살아있는 세포나 생명체가 생산하는 독성물질
exotoxin	외독소	세균이 균체 밖으로 분비하는 독소
endotoxin	내독소	균체 내에 포함되어 있으며 세포 자체의 분해에 의해 방출되는 독소
endemic	풍토의	유행병 발생의 경우 매우 작은 수의 사람들과 좁은 지역에 제한
pandemic	전세계적으로 퍼지는, 범세계적 유행성	넓은 대륙으로 전파되어 많은 사람들과 넓은 지역에 영향
epidemic	유행병의	특정 지역에 집단 발생한
microbe	미생물	매우 작아 눈으로 볼 수 없는 크기의 생물체

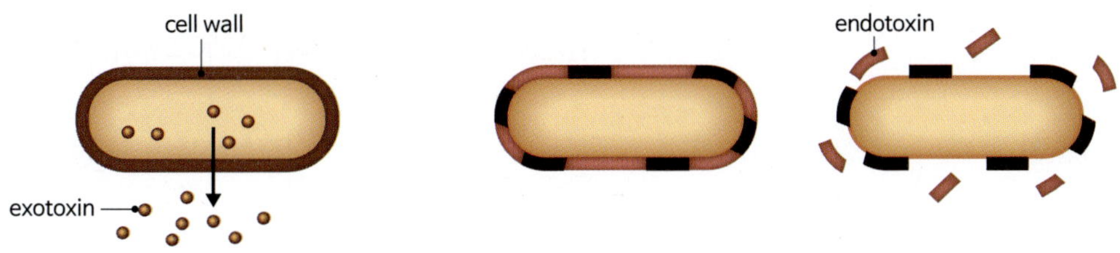

그림 6-1 **외독소 vs 내독소**

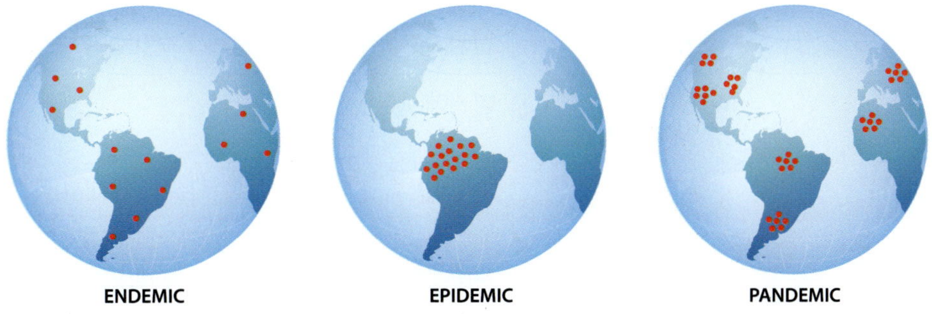

그림 6-2 **질병 유행의 차이**

1. 3 증상 및 질병 용어

용 어	뜻	설 명
septicemia	패혈증	혈액에 미생물이 감염되어 나타나는 전신적인 증상
bacteremia	박테리아혈증	세균이 혈액 속에 들어가서 온몸을 순환하고 있는 상태 및 증세
fungemia	곰팡이혈증	진균이 혈액 속에 들어가서 온몸을 순환하고 있는 상태 및 증세
viremia	바이러스혈증	바이러스가 혈액 속에 들어가서 온몸을 순환하고 있는 상태 및 증세

1. 4 검사 및 임상관련 용어

용 어	뜻	설 명
diagnosis	진단	환자의 병력, 증상, 증후를 고려하여 여러 가지 방법으로 환자를 검사하여 질병을 밝혀내는 과정
quality control	정도관리(질관리)	검사의 측정치가 항상 일정한 정확도와 정밀도를 유지하도록 관리하는 일련의 작업
autoclave	가압증기멸균	가압증기를 이용하여 멸균하는 장치 121℃ 1.2~1.5kg/cm^2의 조건하에서 10~20분간 멸균
sanitization	소독, 위생화	병원성 미생물을 제거하는 작업
asepsis	무균	부패나 질병의 원인이 되는 미생물이 전혀 없는 상태
antisepsis	소독, 방부	전염 방지 목적으로 병원체를 죽이는 것
nosocomial	병원내의, 병원에서 기인된	병원에서 얻은, 의료관련의
pasteurization	저온살균	우유 및 기타 열에 민감한 식품에 존재하는 미생물을 중증도 온도를 통해 살균하는 방법(72~75℃로 15초간 살균)
ova and parasites (O&P)	분변충란검사	현미경을 통해 대변 속에 기생충이나 충란이 있는지 알아내는 검사법

1. 5 약어(abbreviations)

약어	의미	
Dx	diagnosis	진단
QC	quality control	정도관리, 질관리

복습하기(review)

1. 다음 뜻을 가진 어근을 고르시오.

| 보기 |

① make ② disease ③ poisionous ④ peple
⑤ decay ⑥ make healthy

1) path- ( )
2) virus- ( )
3) -sepsis ( )
4) -demic ( )
5) -fect ( )
6) sanit- ( )

2. 다음 뜻을 가진 접두사를 고르시오.

| 보기 |

① in ② out ③ all ④ without
⑤ against ⑥ self

1) ex- ( )
2) a- ( )
3) in- ( )
4) auto- ( )
5) pan- ( )
6) anti- ( )

3. 다음 의학용어의 뜻을 쓰시오.

1) infection ____________
2) pathogenicity ____________
3) endemic ____________
4) antisepsis ____________
5) autoclave ____________
6) exotoxin ____________
7) endotoxin ____________
8) pandemic ____________
9) microbe ____________
10) asepsis ____________

용어(word)	어근(root)	접두사(prefix)	접미사(suffix)	의미(meaning)
host				
infection				
pathogenicity				
virulence				
toxin				
endemic				
pandemic				
antisepsis				
sanitization				
nosocomial				
autoclave				
exotoxin				
endotoxin				
microbe				
asepsis				
septicemia				
bacteremia				
fungemia				
viremia				
pathogen				

2. 1 세균 관련 의학 용어

1) 어근(word roots)

어근(word roots)	뜻(meaning)		예(example)	
aer-	air	공기	aerobe	호기성균
febr-	fever	열	febrile	열의
coccus	berry	구형	coccus	알균, 구균
bacillus	rod	막대	bacillus	막대균, 간균
staphyl/o-	bunch of grapes	포도상	staphylococcus	포도알균
strept/o-	twisted	뒤틀린	streptococcus	사슬알균
py/o-	pus	농	pyogenes	화농소
pneum/o-	lung	폐	pneumonia	폐렴
anthrax	carbuncle	부스럼	anthrax	탄저병
contamin-	corrup	부패한	contamination	오염

2) 접두사(prefixes)

접두사(prefixes)	뜻(meaning)		예(example)	
an-	without	없이	anaerobe	혐기성균
dys-	bad	나쁜	dysentery	이질
ex-	out	밖으로	excrete	배설하다
pseudo-	false	거짓	pseudomonas	슈도모나스
micro-	small	작은	microaerophiles	미호기성균
di-	two	두개의	diplococci diplobacillus	쌍알균 쌍막대균

3) 접미사(suffixes)

접미사(suffixes)	뜻(meaning)		예(example)	
-genes	producing	생산	pyogenes	화농소
-ia	condition	상태	pneumonia	폐렴

2. 2 세균 관련 용어

용 어	뜻	설 명
aerobe	호기성균	산소가 있어야만 살 수 있는 미생물
anaerobe	혐기성	산소가 없는 환경에서 살 수 있는 미생물
microaerophiles	미호기성균	미량의 산소상태(5% 전후)에서 발육되며 산소가 많으면 증식이 억제
febrile	열의	체온이 정상 이상으로 상승하는
excrete	배설하다	노폐물을 밖으로 배출 시키다.
contamination	오염	어떤 물질이 물체의 표면 또는 공기나 물체 중에 들어가 인체, 의류, 기기장치, 실험실 등이 더러워지는 것

2. 3 세균 검사 및 진단 용어

용 어	뜻	설 명
gram stain	그람염색	세균 종류의 감별을 위한 염색방법, 그람염색은 세균을 그람양성(gram positive bacteria)과 그람음성(gram negative bacteria)의 두가지 집단으로 분류

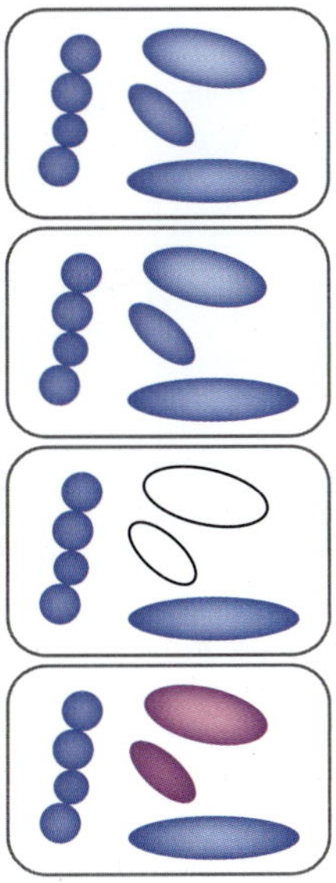

염색단계	세균의 염색 상태
1단계 : 크리스탈 바이올렛 (1차 염색)	모두 보라색
2단계 : 요오드(매염)	모두 보라색
3단계 : 알코올(탈색)	그람양성세균 : 보라색 그람음성세균 : 무색
4단계 : 샤프라닌 (2차 염색)	그람양성세균 : 보라색 그람음성세균 : 붉은색

그림 6-3 그람염색의 과정

표 6-1 그람양성세균과 그람음성세균의 비교

성분	그람양성세균 (gram positive bacteria)	그람음성세균 (gram negative bacteria)
세포질막	약 8 nm	약 8 nm
펩티도글라이칸 층(peptidoglycan)	두껍다	얇다
외막(outer membrane)	없다	있다(지방다당체, lipopolysaccharide; LPS)
협막(capsule)	있다	있다
세포막간 공간(periplasmic membrane)	없다	있다

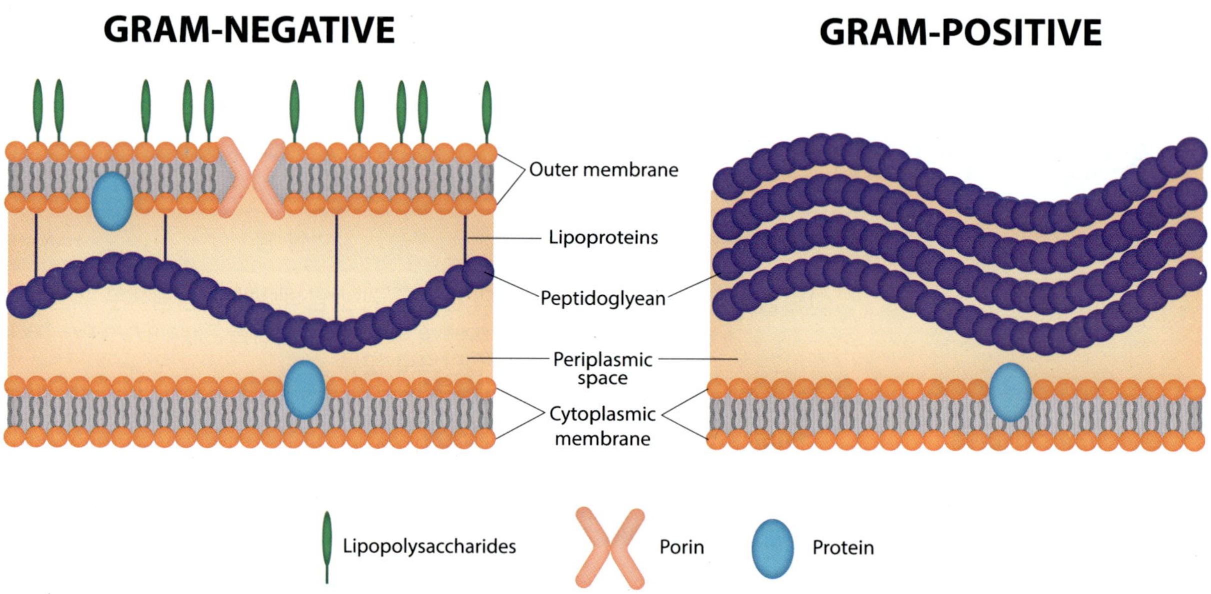

그림 6-4 그람양성세균과 그람음성세균의 세포벽 구조

용 어	뜻	설 명
coccus(cocci, pl)	알균, 구균	구 형태의 세균
bacillus(bacilli, pl)	막대균, 간균	막대 형태의 세균
spirillum(spirilla, pl)	나선균	나선 형태의 세균

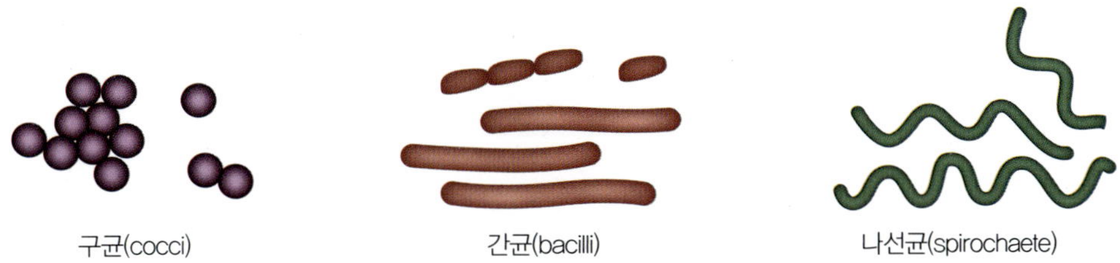

그림 6-5 세균의 형태

용 어	뜻	설 명
diplococci	쌍알(구)균	2개씩 짝을 이루고 있는 알균
tetrad	사련알(구)균	4개의 세균이 정사각형으로 배열되어 있는 알균
sarcina	팔련알(구)균	4개가 상하로 겹쳐 정입방체로 되어 있는 알균
staphylococcus (staphylococci, pl)	포도알균, 포도상 구균	포도송이 모양으로 배열되는 그람양성알균
streptococcus (streptococci, pl)	사슬알균, 연쇄구균	사슬모양으로 배열되는 그람양성알균
coccobacillus	짧은막대균 (구간균)	막대균의 형태가 장축이 짧아 알균과 유사한 형태를 보이는 막대균
diplobacillus	쌍막대균(쌍간균)	쌍막대균(쌍간균)
streptobacillus	연쇄막대균 (연쇄간균)	한 방향으로 길게 연결된 막대균

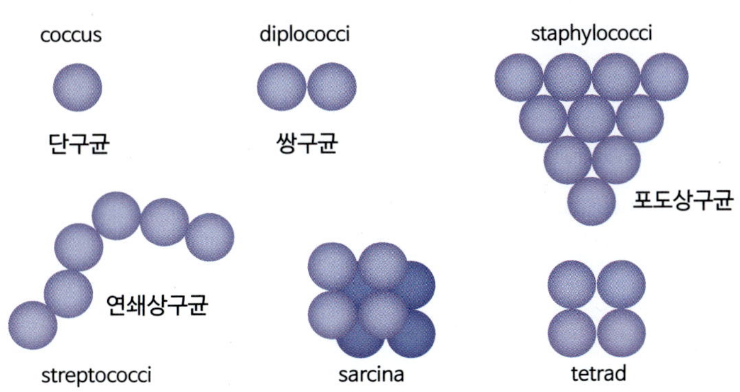

그림 6-6 세균의 배열에 따른 알균의 분류

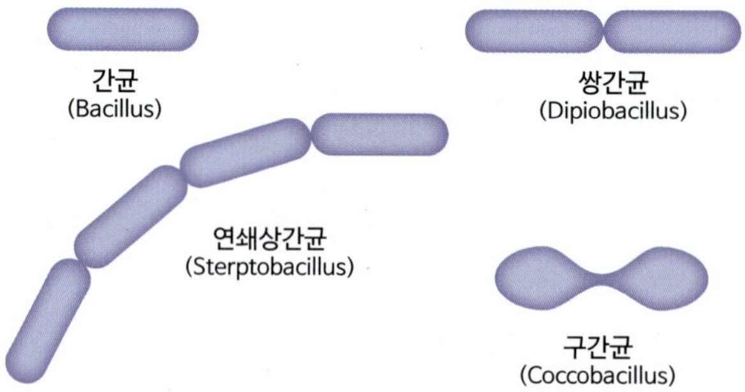

그림 6-7 세균의 배열에 따른 막대균의 분류

용 어	뜻	설 명
flagella	편모	세포 모체로부터 나와 세포벽을 관통하여 균체 밖으로 나와 있는 기관
atrichates	무모균	균체 주위에 편모가 없는 균
monotrichates	단모성	균체 끝에 한 개의 편모가 있는 균
lophotrichates	총모균	균체의 한쪽 끝에 다수의 편모가 있는 균
amphitrichates	양모균	균체의 양쪽 끝에 하나 또는 다수의 편모가 있는 균
peritrichates	주모균	균체 주위 전체가 많은 편모가 있는 균
pneumococcus (pneumococci, pl)	폐렴사슬알균, 폐렴연쇄구균	호흡기 감염을 유발하는 그람양성알균
pseudomonas	슈도모나스	녹농균(그람음성 막대균)
acid fast bacillus	항산성 세균	Mycobacterium 등 일부 세균의 성상을 갖는 세균으로 산에 대한 저항성이 강하다.
blood agar plate	혈액 한천 배지	혈액을 첨가한 배지로 미생물의 배양 및 분리에 이용
identification	동정	분리된 미생물이 어떤 과(family), 속(genus), 종(species)에 속하는지 밝혀내는 과정

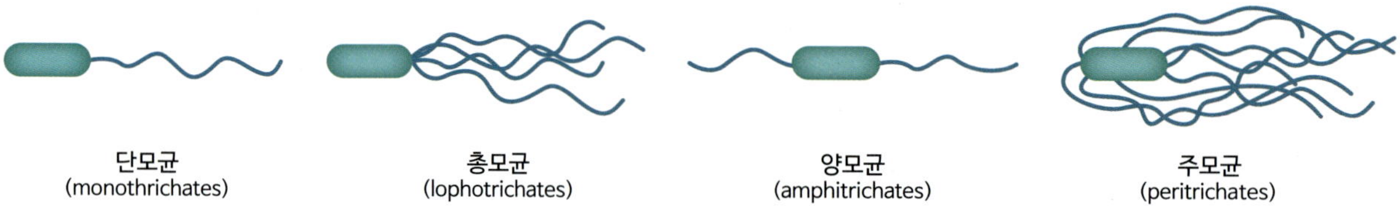

그림 6-8 편모의 분포

2. 4 증상 및 질병 용어

용 어	뜻	설 명
pyogenes	화농소	고름이 만들어지도록 하는 물질
pneumonia	폐렴	폐의 염증
pulmonary tuberculosis	폐결핵	결핵균이 허파로 들어와 감염되어 발생하는 질병
dysentery	이질	염증성 잠염을 일으키는 질환
anthrax	탄저병	탄저균(bacillus anthracis) 감염에 의한 발생하는 급성 감염 질환
laryngitis	후두염	쉰 목소리나 기침을 주 증세로 하는 후두의 염증
pharyngitis	인두염	세균이나 바이러스 감염 등으로 인해 인두점막 및 림프조직에 발생한 급성염증
tonsillitis	편도염	편도 특히 목구멍편도에 생긴 염증
bacillus calmett-guerin (BCG)	결핵 예방 백신	소로부터 소결핵균 마이코박테리움 보비스(Mycobacterium bovis)를 얻어 13년동안 계대 배양한 끝에 독성이 소멸된 균을 결핵 백신으로 사용
biological false positive	생물학적 거짓양성	질환에 걸리지 아니한 사람에게서도 양성을 나타내는 현상
colony forming unit (CFU)	집락 형성 단위	집락 형성 단위

2. 5 약어(abbreviations)

약어	의미	
AFB	acid fast bacillus	항산성 세균
BAP	blood agar plate	혈액 한천 배지
BCG	bacillus Calmette-Guerin	결핵 예방 백신
BFP	biological false positive	생물학적 거짓양성
CFU	colony forming unit	집락수
GP	gram positive	그람양성
GN	gram negative	그람음성
ID	identifiaction	동정
LPS	lipopolysaccharide	지질다당질

복습하기(review)

1. 다음 뜻을 가진 어근을 고르시오.

| 보기 |

① air ② berry ③ pus ④ lung
⑤ corrup ⑥ bounch of grapes

1) pneumo- ( ) 2) contamin- ( )
3) pyo- ( ) 4) coccus- ( )
5) staphylo- ( ) 6) aer- ( )

2. 다음 뜻을 가진 접두사를 고르시오.

| 보기 |

① without ② bad ③ out ④ false
⑤ small ⑥ two

1) dys- ( ) 2) di- ( )
3) micro- ( ) 4) pseudo- ( )
5) an- ( ) 6) ex- ( )

3. 다음 의학용어의 뜻을 쓰시오.

1) aerobe ________________ 2) febrile ________________
3) coccus ________________ 4) bacillus ________________
5) staphylococcus ________________ 6) streptococcus ________________
7) pyogenes ________________ 8) pneumonia ________________
9) anaerobe ________________ 10) contamination ________________

용어(word)	어근(root)	접두사(prefix)	접미사(suffix)	의미(meaning)
aerobe				
febrile				
coccus				
bacillus				
staphylococcus				
streptococcus				
pyogenes				
pneumonia				
anthrax				
contamination				
anaerobe				
dysentery				
excrete				
pseudomonas				
microaerophiles				
diplococci				
diplobacillus				

3. 1 진균 관련 의학 용어

1) 어근(word roots)

어근(word roots)	뜻(meaning)		예(example)	
fungus	mushroom	버섯	fungus	곰팡이, 진균
myc/o-	fungus	곰팡이, 진균	mycology mycelium	진균학 균사체
yeast	ferment	발효되다	yeast	효모
mold	dust	먼지	mold	사상균, 균사형 진균
hypha	web	망	hypha	균사
derm-	skin	피부	dermatophyte dermatomycosis	피부진균 피부진균증
nigra-	niggra	흑색질	tinea nigra	흑반
piedra	piedra	돌	black piedra white piedra	흑색사모증 백색사모증

2) 접두사(prefixes)

접두사(prefixes)	뜻(meaning)		예(example)	
super-	over	~위에, 넘어	superficial mycosis	표재성 진균증
sub-	under	아래에	subcutaneous mycosis	피하 진균증

3) 접미사(suffixes)

접미사(suffixes)	뜻(meaning)		예(example)	
-logy	study	연구, 학문	mycology	진균학
-logist	specialist	전문가	mycologist	진균학자
-osis	condition	상태	mycosis	진균증

3. 2 진균 관련 용어

용 어	뜻	설 명
fungus	곰팡이, 진균	하등균으로서, 핵막을 가지고 있는 진핵생물의 한 종류, 균류로도 불리며 효모, 버섯, 사상균등 있다.
mycology	진균학	균류를 대상으로 연구하는 생물학의 한 분야
mycologist	진균학자	진균학을 연구하는 학자
hypha(hyphae)	균사	진균의 기본적 형태의 한가지로 포자가 관상의 구조를 하고 있는것
mycelium	균사체	균사가 서로 얽혀서 집합된 것
yeast	효모	균사를 형성하지 않고 타원형태의 단세포성 미생물
mold	사상균	균사를 형성하는 진균, 균사에 격벽으로 나뉘어 마디를 이루고 있기도 한다.

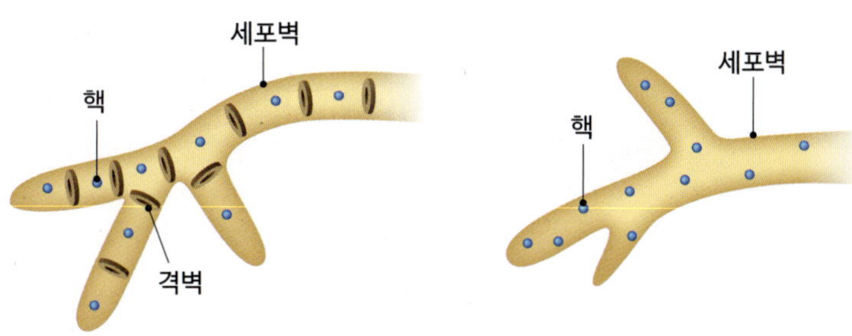

그림 6-9 **사상균과 격벽(septum)**

용 어	뜻	설 명
dermatophyte	피부진균	피부에 기생하는 진균

3. 3 진균 검사 및 진단 용어

▶ Lactophenol cotton blue LPCB염색법(진균 일반 염색법) : 진균구조 관찰을 위한 염색방법

- LPCB 염색법 구성성분 역할
  - lactic acid : 진균의 구조를 보존하는 역할
  - phenol : 세포를 사멸시키는 역할
  - cotton blue : 진균의 세포벽의 키틴을 염색

용 어	뜻	설 명
KOH(potassium hydroxide)	습윤 표본법	모발 각질 등의 검체에서 케라틴(keratin)을 녹여 직접 진균 관찰을 용이하게 한다. 균사형 진균 관찰
india ink	india ink 법	india ink는 세포벽이나 협막을 통과하지 못하므로 배경색이 검정으로 구별되는 방법으로 효모의 협막 관찰, 특히 뇌척수액(CSF)에서 crytococcus neoformans 관찰에 용이하다.

3. 4 증상 및 질병 용어

용 어	뜻	설 명
mycosis	진균증	진균류에 의하여 일어나는 질병
tinea	백선	피부에 진균의 감염으로 인해서 발생하는 피부질환

표 6-2 해부학적 부위에 따른 진균 감염병 분류

해부학적 부위에 따른 진균 감염병 분류	주요 감염병	병원체
표재성 진균증 (superficial mycosis)	흑반(tinea nigra) 흑색사모증(black piedra) 백색사모증(white piedra)	*Exophiala werneckii* *Piedraia hortae* *Trichosporon beigelii*
피부 진균증(dermatomycosis)	백선(tinea)	*Microsporum* *Trichophyton* *Epidermophyton*
피하 진균증 (subcutaneous mycosis)	발에 발생하는 진균증 (mycetoma) 흑색진균증 (chromomycosis)	*Phialophora* *Fonsecaea* *Cladosporium*

해부학적 부위에 따른 진균 감염병 분류	주요 감염병	병원체
전신성 진균증	스포로트리쿰증 (sporothrichosis) 콕시디오이데스 (coccidioides) 히스토플라스마증 (histoplasmosis) 크립토콕쿠스증 (cryptococcosis)	*Sporothrix schenkii* *Coccidioides Immitis* *Histoplasma capsulatum* *Cryptococcus neoformans*

3. 5 약어(Abbreviations)

약어	의미	
CSF	cerebrospinal fluid	뇌척수액
LPCB	lactophenol cotton blue	진균 일반 염색법

복습하기(review)

1. 다음 뜻을 가진 어근을 고르시오.

보기			
① fungus	② dust	③ skin	④ ferment
⑤ web	⑥ niggra		

1) derm- ( ) 2) mold ( )
3) hypha ( ) 4) nigra- ( )
5) myco- ( ) 6) yeast ( )

2. 다음 뜻을 가진 접두사 혹은 접미사를 고르시오.

보기		
① over	② under	③ study
④ specialist	⑤ condition	

1) sub- ( ) 2) -osis ( )
3) -logist ( ) 4) super- ( )
5) -logy ( )

3. 다음 의학용어의 뜻을 쓰시오.

1) fungus ____________ 2) mycology ____________
3) mycelium ____________ 4) yeast ____________
5) mold ____________ 6) hypha ____________
7) dermatophyte ____________ 8) tinea nigra ____________
9) superficial mycosis ____________
10) subcutaneous mycosis ____________

용어(word)	어근(root)	접두사(prefix)	접미사(suffix)	의미(meaning)
fungus				
mycology				
mycelium				
yeast				
hypha				
dermatophyte				
dermatomycosis				
tinea nigra				
black piedra				
white piedra				
superficial mycosis				
subcutaneous mycosis				
mycologist				
mycosis				

4. 1 바이러스 관련 의학 용어

1) 어근(word roots)

어근(word roots)	뜻(meaning)		예(example)	
vir-	poison	독	virus	바이러스
caps-	cover	덮다	capsid	캡시드
incub-	lie on	~에 의하다	incubation period	잠복기
leuk/o-	white	흰, 백색	leukoencephalopathy	백질뇌증
onc/o-	tumor	암	oncogenic	종양발생의
cyt/i	cell	세포	syncytium	합포체
hepat/o-	liver	간	hepatitis	간염

2) 접두사(prefixes)

접두사(prefixes)	뜻(meaning)		예(example)	
syn-	together	함께	syncytium	합포체

3) 접미사(suffixes)

접미사(suffixes)	뜻(meaning)		예(example)	
-itis	inflammation	염증	hepatitis	간염
-iosum	pertaining to	~에 관계된	erythema infectiosum	감염성홍반

4. 2 바이러스 관련 용어

용 어	뜻	설 명
virus	바이러스	살아 있는 숙주세포 내에서만 증식하는 절대 세포 내 기생생활의 특징을 보이는 가장 작은 미생물
capsid	캡시드	바이러스의 핵산을 보호하는 단백질 외각

용 어	뜻	설 명
envelope	외피	지질 이중막으로 구성, 외피를 가지고 있는 바이러스(외피보유 바이러스, enveloped virus)와 외피를 가지고 있지 않는 바이러스(외피비보유 바이러스, non-enveloped virus)
prion	프리온	감염성의 매우 작은 단백질체
nucleic acid	핵산	뉴클레오티드(nucleotides)라는 단위체로 구성된 중합체
deoxyribonucleic acid (DNA)	디옥시리보 핵산, 유전자의 본체	살아있는 모든 유기체 및 바이러스의 유전적 정보를 담고 있는 핵산 사슬
ribonucleic acid (RNA)	리보핵산	DNA가 가지고 있는 유저정보에 따라 필요한 단백질을 합성할 때 직접적으로 작용하는 핵산의 일종

4. 3 바이러스 검사 및 진단 용어

용 어	뜻	설 명
hepatitis A virus (HAV)	A형간염	hepatitis A Ab는 A형간염 바이러스의 감염여부를 확인하는 검사
hepatitis B virus (HBV)	B형간염	HBs 항원과 HBs 항체 검사는 혈청 중에 B형간염 바이러스 감염 및 면역 여부를 조사하는 검사. HBe항원과 HBe항체는 혈액 중 B형 간염 바이러스의 증식이 활발히 진행되고 있는지를 알아보는 검사
hepatitis C virus (HCV)	C형간염	HCV Ab는 C형 간염 바이러스가 체내에 침입하면 항체가 생기기 때문에 그 항체 유무를 조사하여 C형 간염 바이러스에 감염되었는지 알아보는 검사
human immunodeficiency virus (HIV)	사람 면역결핍 바이러스	혈액 중의 HIV항체 유무에 의해 AIDS(후천면역결핍증) 감염자인지 알아보는 검사
cytopathic effect (CPE)	세포병변효과	바이러스가 감염된 직후 숙주세포내 생기는 세포변성효과
scanning electron microscope (SEM)	주사전자현미경	전자선(electron beam)을 이용하여 시료의 표면 정보를 관찰하는 측정 장비
transmission electron microscope (TEM)	투과전자현미경	전자선(electron beam)을 이용하여 시료의 단면 정보를 관찰하는 측정 장비
polymerase chain reaction (PCR)	중합효소연쇄반응	표적 핵산을 증폭하여 검출하는 검사법(바이러스 검출방법)
electrophoresis (EP)	전기영동	gel 매트릭스에 전류를 흘려보내 DNA, RNA, 단백질을 전하, 크기, 모양의 특성에 따라 분리하는 방법

용 어	뜻	설 명
DNA sequencing	DNA 염기서열분석	DNA 분자내에서 뉴클레오티드의 정확한 순서를 결정하는 과정
next generation sequencing (NGS)	차세대염기서열	하나의 유전체를 많은 조각으로 분해해 각 조각을 동시에 읽어서 얻은 데이터를 생물정보학적 기법을 이용해 방대한 유전체 정보를 빠르게 해독하는 방법

4. 4 증상 및 질병 용어

용 어	뜻	설 명
incubation period	잠복기	병원미생물이 체내에 침입하여 발병할 때까지의 기간
leukoencephalopathy	백질뇌증	대뇌반구의 백질이 질병으로 손상된 상태로 JC 바이러스에 의해 주로 발생
oncogenic	종양발생의	종양을 일으킬 수 있는
syncytium	합포체	세포의 융합에 의해서 생긴 여러 개의 핵을 지닌 원형질 덩어리. 합포체는 특정한 세포가 헤르페스 바이러스(herpes virus), 호흡기 세포 융합 바이러스(respiratory syncytial virus)등의 특정 유형의 바이러스에 감염되는 경우 형성되기도 한다.
chickenpox	수두	물집이 생기는 바이러스성 전염병. 수두–대상포진 바이러스(varicella–zoster virus) 감염에 의한 질병
erythema infectiosum	전염성 홍반	바이러스의 원인으로 인해 전신에 특유한 발진이 나타나는 유아의 전염병
respiratory syncytial disease	호흡기 세포융합바이러스 감염증	respiratory syncytial virus(RSV) 감염에 의한 급성호흡기감염증

표 6–3 바이러스성 감염병

분류	주요 감염병	바이러스
소화기계	급성 회백수염(aucte anterior poliomyelitis)	poliovirus
	콕사키바이러스성 감염병	coxsackievirus
	에코바이러스성 감염병	echovirus
	바이러스성 위장염(viral gastroenteritis)	rotavirus adenovirus astrovirus

분류	주요 감염병	바이러스
소화기계	바이러스성 간염(viral hepatitis)	hepatitis A virus hepatitis E virus
호흡기계	독감(influenza)	influenza virus
	감기(common cold)	rhinovirus adenovirus parainfluenzavirus coronavirus coxsackievirus echovirus
	호흡기 세포융합바이러스 감염증 (respiratory syncytial disease)	respiratory syncytial virus
	유행성귀밑샘염(mumps)	mumps virus
	홍역(measles)	measles virus
	풍진(rubella)	rubella virus
	전염성 홍반증(erythema infectiosum)	parvovirus B19
	대상포진(chickenpox)	varicella zoster virus
	전염성 단핵구증 (infectious mononucleosis)	epstein–barr virus
	사이토메갈로바이러스감염 (cytomegalovirus infection)	cytomegalovirus

4. 5 약어(abbreviations)

약어	의미	
CPE	cytopathogenic effect	세포변성효과
DNA	deoxyribonucleic acid	디옥시리보핵산
PCR	polymerase chain reaction	중합효소연쇄반응
RNA	ribonucleic acid	리보핵산
RSV	respiratory syncytial virus	호흡기 세포융합바이러스
SEM	scanning electron microscope	주사전자현미경
TEM	transmission electron microscope	투과전자현미경

복습하기(review)

1. 다음 뜻을 가진 어근을 고르시오.

| 보기 |

① poison ② cover ③ lie on ④ white
⑤ tumor ⑥ liver

1) onco-	( )	2) caps-	( )
3) vir-	( )	4) leuko-	( )
5) hepato-	( )	6) incub-	( )

2. 다음 뜻을 가진 접두사 혹은 접미사를 고르시오.

| 보기 |

① together ② inflammation ③ pertaining to

1) -itis	( )	2) -iosum	( )
3) syn-	( )		

3. 다음 의학용어의 뜻을 쓰시오.

1) virus ______________ 2) capsid ______________
3) incubation ______________ 4) leukoencephalopathy ______________
5) oncogenic ______________ 6) syncytium ______________
7) hepatitis ______________ 8) erythema infectiosum ______________
9) cytopathic effect ______________
10) polymerase chain reaction ______________

용어(word)	어근(root)	접두사(prefix)	접미사(suffix)	의미(meaning)
virus				
capsid				
incubation				
leukoencephalopathy				
oncogenic				
hepatitis				
syncytium				
erythema infectiosum				

5. 1 기생충 관련 의학 용어

1) 어근(word roots)

어근(word roots)	뜻(meaning)		예(example)	
sitos	food	음식	parasite	기생충
-aria	air	공기	malaria	말라리아
mosquito	little fly	작은 날벌레	mosquito	모기
larva	mask	감추다	larva	유충, 애벌레
amoeb	amoeb	아메바	amoebiasis	아메바증
vector	a carrier	수송	vector	매개충, 매개동물

2) 접두사(prefixes)

접두사(prefixes)	뜻(meaning)		예(example)	
para-	beside	옆에서	parasite	기생충
mal-	bad	나쁜	malaria	말라리아
ect/o-	out	밖에	ectoparasite	외부기생충
end/o-	in	안에	endoparasite	내부기생충

5. 2 기생충 관련 용어

용 어	뜻	설 명
parasite	기생충	다른 생체(숙주)의 표면이나 내부에 기생하는 유기체
malaria	말라리아	얼룩날개모기(Anopheles mosquito)에 의해서 전파되는 질병으로 말라리아 원충에 감염되어 발생하는 급성 열성 전염병 Plasmodium spp.
ectoparasite	외부기생충	숙주의 몸 밖에서 기생하는 기생충
endoparasite	내부기생충	숙주의 몸 안에 기생하는 기생충
larva	유충, 애벌레	알에서 깨어난 어린 애벌레

표 6-4 인체 기생충의 범위

분류	종류	특징
원생동물	근족충류(rhizopoda)	위족을 가지고 있으며 이것으로 운동과 먹이 섭취에 이용
	편모충류(mastigophora)	한, 두 개의 편모라는 가느다란 실모양의 돌기물이 있는 단세포 생물
	섬모충류(ciliata)	몸 전체에 짧은 실모양의 섬모를 가지는 진핵 원생동물
	포자충류(sporozoa)	대부분 포자를 형성하여 분열하며 운동기관이 없이 동물에 기생
후생동물	선충류(nematota)	대부분 둥근원주상으로 충체의 양끝이 뾰족하며 자웅이 분리되어 기생
	흡충류(trematoda)	몸은 좌우대칭으로 편평하며 흡반을 한두 개씩 가지고 있음
	조충류(cestoda)	여러개의 체절로 이루어진 리본형을 형성하며 두절, 경부, 편절 부위로 나뉘며 촌충으로 불림

5. 3 기생충 검사 및 진단 용어

기생충 검사 및 진단 용어	강명(class name)	종명(species name)
원충류	근족충류	이질아메바(*entamoeba histolytica*) 하트마니아메바(*entamoeba hartmanni*) 대장아메바(*entamoeba coli*) 왜소아메바(*endolimax nana*) 요드아메바(*iodamoeba butschlei*) 이핵아메바(*dientamoeba fragilis*) 아칸트아메바(*acanthamoeba*) 브라스토시스티호미니스(*blastocystic hominis*)
	편모충	람블편모충(*giardia lamblia*) 메닐편모충(*chilomastix mesnili*) 맹장편모충(*enteromonas hominis*) 장후진편모충(*retortamonas intestinalis*) 장세모편모충(*trichomonas hominis*) 질편모충(*trichomonas vaginalis*) 구강편모충(*trichomonas tenax*)
	주혈편모충	리슈만편모충(*leishmania species*) 트리파노소마편모충(*trpanosoma species*)
	섬모충	대장섬모충(*balatidum coli*)

기생충 검사 및 진단 용어	강명(class name)	종명(species name)
원충류	포자충	와포자충(*cryptosporidium*) 사람등포자충(*isopora belli*) 육아종포자충(*sarcocystis*) 톡소포자충(*toxoplasma gondii*) 말라리아(*plasmodium species*) 바베시아종(*babesia species*) 폐포자충(*pneumocystis carinii*)
	소포자충	엔세팔리토준(*encephalitozoon*) 엔트로사이토준(*enterocytozoon*) 프라이스토포라(*pleistophora*) 소아포균(*nosema*) 마이크로스포리디아(*microsporidia*)

5. 4 증상 및 질병 용어

용 어	뜻	설 명
amoebiasis	아메바증	아메바에 의한 감염증

복습하기(review)

1. 다음 뜻을 가진 어근을 고르시오.

보기		
① food	② air	③ little fly
④ mask	⑤ a carrier	

1) -aria ( )
2) larva ( )
3) sitos ( )
4) vector ( )
5) mosquito ( )

2. 다음 뜻을 가진 접두사를 고르시오.

보기			
① beside	② bad	③ out	④ in

1) mal- ( )
2) endo- ( )
3) para- ( )
4) ecto- ( )

3. 다음 의학용어의 뜻을 쓰시오.

1) parasite ____________
2) malaria ____________
3) mosquito ____________
4) larva ____________
5) vector ____________
6) ectoparasite ____________
7) endoparastie ____________
8) amoebiasis ____________

용어(word)	어근(root)	접두사(prefix)	접미사(suffix)	의미(meaning)
parasite				
malaria				
mosquito				
larva				
amoebiasis				
vector				
ectoparasite				
endoparasite				

7장 면역학 용어

학습목표

1. 면역 관련 어근, 접두사, 접미사의 의미를 설명할 수 있다.
2. 진단, 질환과 관련된 용어를 설명할 수 있다.
3. 면역 관련된 약어를 풀어서 적을 수 있다.

1. 1 림프계 관련 의학 용어

1) 어근(word roots)

어근(word roots)	뜻(meaning)		예(example)	
immune-	protected from	~로부터 보호	immune	면역
lymph	clear	치우다	lymph	림프, 림프액
node	a knot	매듭	node, lymph node	결절, 림프절
tonsil	tonsil	편도	tonsil	편도
aden-	gland	(분비)선, 샘	adenoid	아데노이드
splen/o	spleen	비장	spleen	비장(지라)
edema	edema	부종	lymphedema	림프부종
lymphangi/o-	lymphatic vessels	림프관	lymphangiogram	림프관조영도

2) 접두사(prefixes)

접두사(prefixes)	뜻(meaning)		예(example)	
hyper-	excessive	과도한	hypersplenism	비(지라)기능항진증

3) 접미사(suffixes)

접미사(suffixes)	뜻(meaning)		예(example)	
-ity	condition	상태	immunity	면역력
-logy	study of	연구	immunology	면역학
-logist	one who studies	학자	immunologist	면역학자
-ization	process	과정	immunization	면역화
-atic	pertaining to	~에 관계된	lymphatic	림프의
-ectomy	excision	제거	tonsilectomy splenectomy lymphadenectomy	편도절제 비장절제 림프절절제
-itis	inflammation	염증	tonsillitis lymphadenitis	편도염 림프절염
-megaly	enlargement	확대	splenomegaly	비장종대
-oma	tumor	종양	lymphoma	림프종
-gram	recording	기록	lymphangiogram	림프관조영도

1. 2 림프계 관련 용어

용어	뜻	설명
immune	면역	병원 미생물으로부터 보호되는 혹은 병에 걸리지 않도록 된 상태
immunity	면역력	외부에서 들어온 병원균에 저항하는 힘
immunology	면역학	생물체의 면역체계를 연구하는 학문
immunologist	면역학자	면역학을 연구하는 사람
immunization	면역법	생체에 면역상태를 일으키는 조작법

용어	뜻	설명
lymphatic system	림프계	조직에 존재하는 체액을 순환계통으로 되돌리는 림프관계통으로 구성되며, 미생물로부터 몸을 보호하는 중요한 역학을 담당하는 분비샘을 포함한다. 전신에 많은 림프관과 분비샘의 네트워크 구성됨
lymph	림프, 림프액	조직으로부터 수집되어 관을 통해 정맥 순환계로 수송되는 맑은 액체

▶ 림프(lymph) 조직의 기능

- 림프구(lymphocyte)를 생산하고 림프를 여과
- 세균, 이물질 제거

lymphatic	림프의	림프에 관한
lymphatic vessel	림프관	조직과 조직을 연결하는 림프액이 들어있는 관
lymph node	림프절	림프관을 따라 간격을 두고 나타나는 림프기관 림프를 거르며 림프구를 성숙 및 분화
lymphatic capillary	림프모세관	아주 미세한 림프관

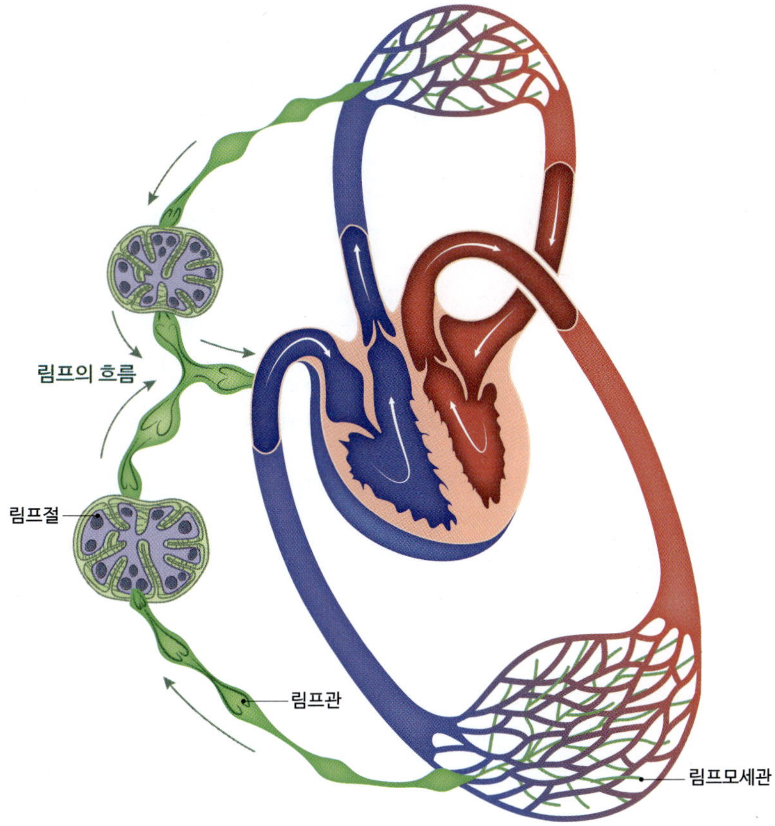

그림 7-1 림프계통

용어	뜻	설명
tonsil	편도	인두(pharynx) 뒤에 있는 림프조직의 덩어리. 소화기와 호흡기계의 입구를 세균의 침범으로부터 지켜준다.
adenoid	아데노이드	목의 비인두(nasopharynx)에 있는 림프조직의 덩어리
spleen	비장(지라)	혈액세포를 생성, 저장 및 제거시키기는 복강의 상부 왼편에 위치한 장기

▶ 비장(지라, spleen)의 기능

- 적혈구 파괴
- 혈액여과
- 면역기능
- 혈소판 저장

용어	뜻	설명
thymus	가슴샘(흉선)	가슴뼈 뒤쪽에 위치한 림프양 장기

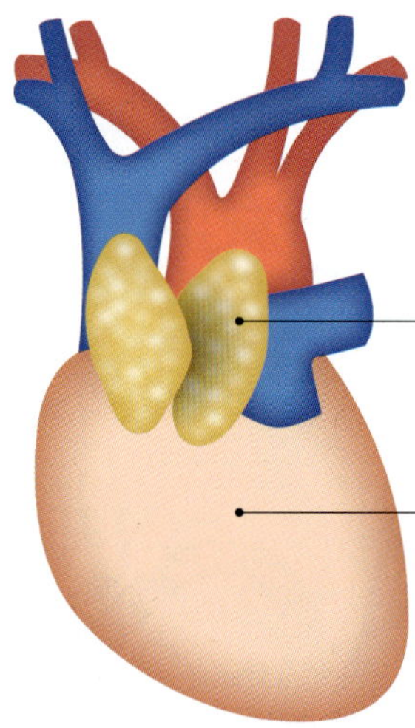

그림 7-2 **가슴샘(흉선, thymus)**

1. 3 증상 및 질병 용어

용어	뜻	설명
tonsillitis	편도염	편도의 염증
splenomegaly	비장종대, 지라종대	확대된 비장(지라)
hypersplenism	비(지라)기능항진증	비장(지라)이 과도한 속도로 혈액성분을 제거하는 상태
lymphedema	림프부종	림프관이 막혀 피하 조직에 부종이 생긴 상태
lymphoma	림프종	림프조직의 신생물
lymphadenitis	림프절염	림프절의 염증
malignant lymphoma	악성림프종	림프조직에서 일어나는 악성종양
lymphangioma	림프관종	림프관(lymphatic vessel)의 종양
lymphocytosis	림프구증가증	정상 림프구가 증가하는 증상

1. 4 검사 및 임상관련 용어

용어	뜻	설명
white blood cell count	백혈구 수 측정	혈액 내 백혈구 수 측정 정상치: 5,000 – 10,000 개/㎕
red blood cell count	적혈구 수 측정	혈액 내 적혈수 수 측정 정상치: 400~500만 개/㎕
platelet count	혈소판 수 측정	혈액 내 혈소판 수 측정 정상치: 15만~40만 개/㎕
lymphangiogram	림프관조영도	림프관의 병변을 확인하기 위하여, 림프관 내에 조영제를 주입하여 림프관 및 림프절의 방사전촬영을 한 영상도
enzyme-linked immunosorbent assay (ELISA)	효소결합면역흡착 검사	항체나 항원에 효소를 표지하여 효소의 활성을 측정하여 항원–항체 반응 측정하는 방법
Western blot	웨스턴 블롯	검체에서 특정 단백질을 검출하는 방법

1. 5 수술용어

용어	뜻	설명
lymphadenectomy	림프절절제	림프절의 수술적 제거
tonsillectomy	편도적출	편도의 수술적 제거
splenectomy	비장(지라) 절제	비장(지라)의 수술적 제거
splenorrhapy	비장(지라) 봉합술	비장(지라)의 봉합술

1. 6 약어(abbreviations)

약어	의미	
ALL	acute lymphocytic leukemia	급성림프구백혈병
AML	acute myelocytic leukemia	급성골수세포백혈병
CLL	chronic lymphocytic leukemia	만성림프구백혈병
CML	chronic myelocytic leukemia	만성골수세포백혈병
ELISA	enzyme linked immunosorbent assay	효소결합면역흡착검사
RBC	red blood cell	적혈구
WBC	white blood cell	백혈구

복습하기(review)

1) 다음 뜻을 가진 어근을 고르시오.

보기		
① protected from	② clear	③ a knot
④ gland	⑤ spleen	⑥ edema

1) -edema	( )	2) immune-	( )
3) lymph	( )	4) aden-	( )
5) spleno-	( )	6) node	( )

2) 다음 뜻을 가진 접두사 혹은 접미사를 고르시오.

보기		
① excessive	② process	③ pertaining to
④ excision	⑤ enlargement	⑥ tumor

1) -atic	( )	2) -ectomy	( )
3) hyper-	( )	4) -mgaly	( )
5) -ization	( )	6) -oma	( )

3) 다음 의학용어의 뜻을 쓰시오.

1) immune	________________	2) lymph	________________
3) lymph node	________________	4) tonsil	________________
5) spleen	________________	6) hypersplenism	________________
7) splnectomy	________________	8) lymphedema	________________
9) immunity	________________	10) splenomegaly	________________

용어(word)	어근(root)	접두사(prefix)	접미사(suffix)	의미(meaning)
immune				
lymph				
node				
tonsil				
adenoid				
spleen				
lymphedema				
lymphangiogram				
hypersplenism				
immunity				
immunology				
immunologist				
immunization				
lymphatic				
tonsilectomy				
splenectomy				
lymphadenectomy				
tonsillitis				
lymphadenitis				
splenomegaly				
lymphoma				

2. 1 면역계 관련 의학 용어

1) 어근(word roots)

어근(word roots)	뜻(meaning)		예(example)	
-body	substance	물질	antibody	항체
patho-	disease	질병	pathogen	병원체
specif-	species	종	specificity	특이성
-crimin-	distinguish	구별하다	discrimination	식별
immune-	protected from	~로부터 보호	immunoglobulin immune serum	면역글로불린 면역혈청
vaccin-	relating to a cow	소와 관련한	vaccine	백신
plasma	something formed	무엇을 형성하는	plasma cell	형질세포
phag/o-	to eat	먹다	phagocyte macrophage	식세포 대식세포
complement	completes	끝마치다	complement	보체
-suppress-	pressed under	누르다	immunosuppression	면역억제
-phylaxis	protection	보호	anaphylaxis	아나필락시스, 과민
-defici-	failure	실패	immunodeficiency	면역결핍
opportunist-	convenient access	편리한 접근	opportunistic infection	기회감염
pneumon-	lung	폐	pneumonia	폐렴
tonsill/o-	tonsil	편도	tonsillitis	편도염
thym/o-	thymus gland	가슴샘	thymectomy	가슴샘절제술
lymphadeno-	lymph node	림프절	lymphadenitis	림프절염

2) 접두사(prefixes)

접두사(prefixes)	뜻(meaning)		예(example)	
anti-	against	~에 반대하여	antibody antigen antitoxin	항체 항원 항독소

접두사(prefixes)	뜻(meaning)		예(example)	
macro-	large	큰	macrophage	대식세포
hyper-	excessive	지나친, 과도한	hypersensitivity	과민성
auto-	self, same	자신	autoimmune	자가면역
ana-	away from	~에 떠나서	anaphylaxis	아나필락시스, 과민

3) 접미사(suffixes)

접미사(suffixes)	뜻(meaning)		예(example)	
-ity	condition	상태	specificity	특이성
-ate	action	행동	vaccinate	백신을 투여하다
-ation	process	과정	vaccination	백신 투여
-cyte	cell	세포	phagocyte	식세포
-osis	condition	상태	phagocytosis	식작용
-gen	to produce	생산하다	antigen	항원

2. 2 면역계 관련 용어

용어	뜻	설명
immune system	면역계	이물질에 대항하는 방어 능력

▶ 면역계(immune system)의 기능

- 비장(지라), 흉선(가슴샘), 림프절, 림프구, 적골수로 구성
- 신체 보호

▶ 면역계의 특징

- 특이성(specificity) : 특정 존재에만 관계를 형성하는 상태
- 기억(memory) : 동일한 병원체에 대하여 노출되는 일이 다시 발생하게 되면 면역반응이 더욱 빠르고 더 강력하게 작용
- 식별력(discrimination) : 자기(self)와 비자기(non-self) 구분

용어	뜻	설명
natural(innate) immunity	자연(선천) 면역	생체가 태어날 때부터 가지고 있는 면역기전 감염에 대항하는 초기반응을 담당
acquired immunity	후천성 면역	특이 면역 또는 2차방어작용 특이적이고 효율적으로 감염에 대항
active immunity	능동면역	외부에서 이물질이 침입했을 때 스스로 항체를 만들어 생긴 면역
passive immunity	수동면역	다른 개체에서 형성된 항체에 의해서 면역을 얻는 일

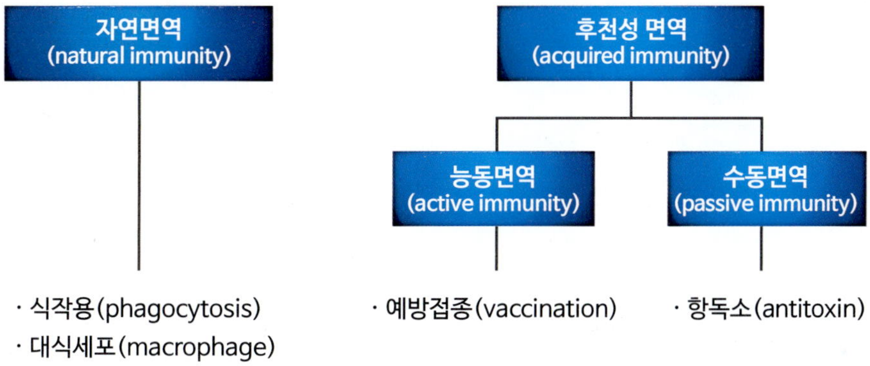

그림 7-3 면역의 유형

표 7-1 능동면역과 수동면역의 비교

유형	정의
자연능동면역(natural active immunity)	각종 질병에 걸린 후 스스로 항체를 생산
인공능동면역(artificial active immunity)	인위적으로 체내에 항원을 투입하여 항체를 생산
자연수동면역(natural passive immunity)	태아가 태반을 통하여 모체로부터 항체를 받는 상태
인공수동면역(artificial passive immunity)	다른 개체로부터 면역혈청을 주입한 일시적인 면역 상태

용어	뜻	설명
immune serum(antiserum)	면역혈청	질병에 대한 항체를 보유한 사람 혹은 동물로부터 획득한 혈청
vaccine	백신	능동면역을 유발하도록 하는 의약품
phagocyte	식세포	식작용에 의해 이물질을 처리하는 세포의 총칭

용어	뜻	설명
phagocytosis	식작용	소화하고 파괴하는 과정
macrophage	대식세포	이물질을 삼켜 파괴하는 식세포
antibody	항체	항원의 자극에 의하여 만들어진 물질
antigen	항원	생체 내에서 항체를 생성하기 위한 면역반응을 유도할 수 있는 물질
antitoxin	항독소	미생물 등이 만드는 독소를 중화할 수 있는 항체 다른 개체에서 생성된 힝체를 포함하고 있는 면역혈청을 받음
humoral immunity	체액성 면역	항원에 대한 항체를 생산하여 항원을 비활성화시키는 면역
B-cells lymphocytes	B세포	비장이나 림프절과 같은 말초림프계조직중에 존재하는 림프구의 하나로 항체 생산의 전구세포. 골수줄기세포(bone marrow stem cells)에서 기원 했기 때문에 B세포라고 한다.
plasma cell	형질세포	림프구가 변형된 특수한 세포. B세포가 항원과 마주했을 때에 plasma cell로 분화되며 특정 항원에 대한 항체를 생산한다.
immunoglobulin	면역글로불린	형질세포(plasma cell)에서 생선된 항체: IgM, IgG, IgE, IgA 항원과 결합하여 항원을 불활성화(중화)시키거나 면역을 형성
cellular (cell-mediated) immunity	세포성 면역	T 림프구에 의존. 림프구의 활동에 기초한 직접적인 방어형태로 바이러스에 감염된 세포나 종양세포, 외래세포 혹은 병든 세포들을 제거하여 면역을 유도한다.
T cell	T세포	T세포는 골수간세포에서 기원하며 흉선(가슴샘)으로 가서 흉선호르몬에 의해 활성화되어 림프절과 림프를 포함한 장기로 이동한다. T세포는 항원을 직집 공격하는 cytoxic(세포독성) T세포와 항체 생성을 촉진시키는 helper(도움) T세포가 존재한다.

표 7-2 체액성 면역과 세포성 면역

humoral immunity 체액성 면역	cellular immunity 세포성 면역
• 주요 세포원은 B세포 • B세포 → 형질세포 분화 • 형질세포 : 면역글로불린이라는 항체 분비	• 주요 세포원은 T세포 • cytoxic T cell : 항원을 직접 제거 • helper T cell : B세포에 의한 항체 합성을 촉진

용어	뜻	설명
complement	보체	외부물질 파괴에 있어서 항체의 활성을 돕거나 보완하는 단백질

2. 3 증상 및 질병 용어

용어	뜻	설명
autoimmune	자가면역	자기자신의 조직에 대해 면역을 일으키거나 과민성인 상태
hypersensitivity	과민성	생체의 과민반응
allergy	알레르기	외래 물질 노출된 생체가 그 물질에 대하여 정상과 다르게 과민반응을 보이는 상태
asthma	천식	면역학적 기전에 의하여 기관지가 여러 가지 자극에 과민한 반응을 일으켜 기관지가 경련을 일으키며 좁아짐으로써, 호흡곤란, 기침, 쌕쌕거림 등의 증상을 보이는 질환
anaphylaxis	아나필락시스	항원-항체 면역반응이 원인이 되어 발생하는 급격한 전신반응
immunosuppression	면역억제	면역 반응을 억제
immunodeficiency	면역결핍	면역계의 저하 또는 결손한 병태
human immunodeficiency virus (HIV)	사람 면역 결핍 바이러스	HIV는 도움T세포(helper T cell, CD4+ T cell)를 파괴하여 세포매개면역반응(cell-mediated immune response)에 영향을 준다.
acquired immunodeficiency syndrome (AIDS)	후천 면역결핍증후군	HIV가 인체에 침입하여 세포면역기능을 담당하는 면역세포를 파괴하여 면역기능이 떨어진 상태 기회 감염(opportunistic infection; 건강한 사람에게는 질병이 야기되지 않으나 면역기능이 저하된 사람에게서는 심각한 질병이 야기되는 상태)이 많이 일어난다.
leukemia	백혈병	백혈구가 종양성으로 증식하여 병적인 유약백혈구가 혈액 속에 유출하는 질환
mononucleosis	단핵구증	비정상적으로 단핵구가 증가하는 급성감염병. 주로 엡스타인-바 바이러스(EBV)에 의해 발병한다.

2. 4 검사 및 임상관련 용어

용어	뜻	설명
rheumatoid factor (RF)	류마티스성 인자 검사	자가면역질환 중의 하나로 류마티스성 인자는 우리 몸의 면역 글로불린에 대한 잘못된 방어작용에 의해 만들어진 자가항체이다. RF 유무를 조사하면 만성 류마티스 관절염의 진단에 유용
venereal disease research laboratory (VDRL)	매독혈청검사	매독을 진단하기 위한 혈청검사
anti-nuclear antibody (ANA)	항핵항체	자가면역 질환의 경우로 핵을 항원으로 인식하여 항체를 형성. 교원병 일종인 전신홍반루푸스(SLE)에 대해 양성률이 높은 것이 특징
enzyme-linked immunosorbent assay (ELISA)	효소면역측정법	효소를 표식자로 항원항체반응을 이용하여 항원 또는 항체 양을 측정하는 방법
Western blot	웨스턴블롯	단백질인 항체를 이용하여 이 항체에 특이적으로 결합하는 특정 단백질을 검출하는 방법
bone marrow biopsy	골수생검	골수에 생검침을 천자하고 골수를 흡입하여 현미경하에 골수의 상태를 검사하는 방법 골반뼈의 장골능(iliac crest, 엉덩이뼈) 또는 흉골(sternum, 복장뼈)에서 진행한다.
bone marrow transplantation	골수이식	골수 이식, 조혈모세포가 존재하는 골반뼈로부터 조혈모세포를 채취하여 환자에게 주입

2. 5 약어(abbreviations)

약어	의미	
AIDS	acquired immunodeficiency syndrome	후천 면역결핍증후군
Ag	antigen	항원
Ab	antibody	항체
B cell	B lymphocyte	B 림프구
CMI	cell mediated immunity	세포성 면역
HIV	human immunodeficiency virus	인체면역결핍 바이러스

약어	의미	
Ig	immunoglobulin	면역글로불린(IgA, IgD, IgE, IgG, IgM)
T cell	T lymphocyte	T 림프구
ANA	antinuclear antibody	항핵항체
FANA	fluorescent antinuclear antibody	형광항핵항체

복습하기(review)

1. 다음 뜻을 가진 어근을 고르시오.

보기

① substance	② to produce	③ to eat
④ protection	⑤ failure	⑥ relating to a cow

1) -defici- ( )　　2) -phago- ( )

3) vaccin- ( )　　4) -phylaxis ( )

5) -gen ( )　　6) -body ( )

2. 다음 뜻을 가진 접두사 혹은 접미사를 고르시오.

보기

① large	② away from	③ action
④ cell	⑤ condition	

1) -ate ( )　　2) -osis ( )

3) ana- ( )　　4) -cyte ( )

5) macro- ( )

3. 다음 의학용어의 뜻을 쓰시오.

1) antitoxin ________　　2) antibody ________

3) antigen ________　　4) immunoglobulin ________

5) vaccine ________　　6) plasma cell ________

7) phagocyte ________　　8) macrophage ________

9) autoimmune ________　　10) anaphylaxis ________

용어(word)	어근(root)	접두사(prefix)	접미사(suffix)	의미(meaning)
antibody				
antigen				
specificity				
discrimination				
immunoglobulin				
immune serum				
vaccine				
plasma cell				
phagocyte				
phagocytosis				
complement				
immunosuppression				
anaphylaxis				
immunodeficiency				
opportunistic infection				
macrophage				
antitoxin				
hypersensitivity				
autoimmune				
vaccinate				
vaccination				

8장 병리학 용어

학습목표

1. 조직병리 및 세포병리 검사 관련 어근, 접두사, 접미사의 의미를 설명할 수 있다.
2. 진단, 질환과 관련된 용어를 설명할 수 있다.
3. 조직병리 및 세포병리 검사와 관련된 약어를 풀어서 적을 수 있다.

1. 전공 관련 의학용어

1) 어근(word roots)

어근(word roots)	뜻(meaning)		예(example)	
lip/o	fat	지방	lipocyte	지방세포
derm/o(dermat/o)	skin	피부	dermatology	피부학
hist/o	tissue	조직	histology	조직학
cervico-	cervix	자궁목	cervical biopsy	자궁경부생검
colon/o	colon	잘록창자, 결장	colectomy	결장절제술
mast/o	breast	유방	mastalgia	유방 통증
gastr/o	stomach	위	gastrectomy	위절제
encephal/o/pathy	brain	뇌	disease of brain	뇌증
oste/o	bone	뼈	osteopathy	골병
lei/o	smooth	매끈한	leiomyoma	평활근종(민무늬근종)
my/o	muscle	근육	myocyte	근육세포

어근(word roots)	뜻(meaning)		예(example)	
onc/o	tumor, mass	종양	oncology	종양학
neur/o	nerve	신경	neuritis	신경염
path/o	disease	질병	pathology	병리학
sarc/o	flesh, connective tissue	살, 육체	sarcoma	육종
necr/o	death(cells, body)	죽음, 시체	necrosis	괴사
squamo	covered with	비늘로 덮인	squamous	편평의
diaphragmat/o, phren/o	diaphragm	가로막	phrenodynia	가로막통증
trache/o	windpipe, trachea	기관	tracheostomy	기관절개술

2) 접두사(prefixes)

접두사(prefixes)	뜻(meaning)		예(example)	
epi-	above, upon	위, 상방	epigastric	상복부의
intra-	inside, within	안에 , 내부에	intravenous	정맥내의
sub-	beneath, under	–의 아래에	subaural	귀밑의(耳下, 이하)
dia-	through, across	–를 사이에 두고	diathermy	투과열요법
circum-	around	둘레에	circumduction	휘돌림
eso-	within	안쪽의	esogastritis	위점막염
peri-	around	주변, 근처	peritonsillar	편도주위의
para-	around, near, alongside	유사한, 근처의	paracolpitis	질주위염
per-	through	–을 통과하여	perforation	천공
infra-	under, below	아래쪽에	infrasternal	복장뼈(흉골) 밑의
en-	in, inside	안쪽의	encephalocele	뇌류
trans-	across, over, beyond	횡단하여	transvaginal	질경유
endo-	within	내부의	endolarynx	후두내부, 후두강

3) 접미사(suffixes)

접미사(suffixes)	뜻(meaning)		예(example)	
-algia	pain	통증	gastralgia	위 통증
-itis	inflammation	염증	gastritis	위의 염증
-megaly	grow	커짐	megaloblast	거대적모구
-necrosis	death	조직의 죽음	arterionecrosis	동맥괴사
-plasia	formation	형성	anaplasia	무형성
-trophy	growth	발달	hypertrophy	과형성
-osis	process	증세, 질환, 과정	cyanosis	청색증
-oma	cancer	종양	adenoma	샘종
-ectasia	distension	확장	gastrectasia	위확장
-rrhexis	rupture	파열	cystorrhexis	방광파열
-ism	illness	병적상태	alcoholism	알콜중독
-lysis	dissolving	파괴	hemolysis	용혈
-plasm	grow	성장	neoplasm	신생물
-ectomy	excision	절제	gastrectomy	위절제
-pexy	fixing	고정술	hysteropexy	자궁고정
-tome	section	절제도구	dermatome	피부채취기
-rrhaphy	suture	봉합	ureterorrhaphy	요관봉합
-ptosis	sagging	하수 처짐	blepharoptosis	안검하수
-mania	obsession	광기, 정신질환	megalomania	과대망상증

2. 해부학적 용어

용어	뜻	설명
liver	간	우리 몸에서 가장 큰 기관으로 붉은 갈색이며, 무게는 약 1.5kg 정도이다. 소화와 대사 기능을 담당하는 주요 기관으로 쓸개즙을 분비한다. 소화관 내에 위치하면서 많은 소화 기능을 담당한다.
endometrium	자궁속막	자궁체부의 내강을 덮고 있는 점막으로 샘과 간질로 구성되어 있다.
lung	폐(허파)	폐는 왼기관지와 연결된 좌폐와 오른기관지와 연결된 우폐로 구분되며, 좌폐는 위엽(superior lobe)과 아래엽(inferior lobe), 두 개의 엽(lobes)으로 구성되어 있으며, 우폐는 중엽(middle lobe)이 추가된 세 개의 엽(lobes)으로 구성되어 있다. 폐에는 기관지, 혈관(blood vessel), 림프관(lymphatic vessel), 신경(nerve) 등이 폐로 들어오는 입구인 폐문(hilum, 허파문)을 가지고 있다.
diaphragm	가로막(횡격막)	가슴안(thoracic cavity, 흉강)과 배안(abdominal cavity, 복강)를 나누는 원형의 근육성 힘줄막이다. 가로막은 숨을 들이마실 때는 아래로 내려가 가슴안 안쪽의 압력을 낮추어주고, 정맥피가 심장으로 들어오는 것을 도와주는 역할을 한다.
kidney	신장(콩팥)	신장은 뒤 배벽의 제11등뼈(thoracic vertebra, 흉추)에서 제2허리뼈(lumbar vertebra, 요추) 높이의 배막 바깥에 있는 강낭콩 형태의 주먹만한 크기의 장기로서 지방조직으로 둘러싼 섬유성 결합조직의 피막으로 보호되어 있으며, 신장의 내부는 피질과 수질로 구분되고, 주요 기능으로는 혈액 내 각종 노폐물 제거, 체액 내 수분, 산, 전해질 등의 적절한 균형 유지 등이 있으며, 내분비와 외분비에 관여하여 혈압 조절과 칼슘 흡수 등을 돕는 역할도 한다.
cortex	피질(겉질)	신장의 바깥층에 위치하고 장기의 겉을 덮고 있는 구조로, 신장소체(renal corpuscle)와 신장세관(renal tubule)으로 구성된다.
medulla	수질(속질)	신장의 중심 쪽에 위치하고 속 바탕을 차지하는 조직으로 신장피라미드(renal pyramid, 콩팥피라미드)와 집합세관이 위치한다. 다른 해부학적인 기관의 명칭을 나타내기 위하여 많이 쓰이는 단어로 각 기관에 따라 조금씩 다른 경향이 있다.
ovary	난소	자궁 좌우에 쌍을 이루고 있으며 난자를 갖고 있다. 남성의 고환에 해당하는 성선이다. 성숙한 여성의 경우에는 매달 한 개씩 난자를 내보내는 배란 현상이 있다.
uterus	자궁	골반강 내의 가운데에 있는 서양배 모양이며 근육질로 이루어져 있다. 자궁은 자궁 경부와 체부로 구분된다. 자궁경부는 직강과 직접 연결되는 자궁 입구로 자궁암이 많이 발생하는 부위이다. 자궁 속을 덮고 있는 자궁 내막은 수정란이 착상되는 침대 역할을 한다. 만일 난자가 수정되지 않으면 탈락되어 출혈이 생기는데 이것이 월경이다.

용어	뜻	설명
fetus	태아	수정 후 2주부터 8주까지(또는 7~8주)를 배아(embryo)라 말하며, 이 시기는 외관상 구별하기 어렵고, 8주부터 분만 시까지를 태아(fetus)라고 부르는데 이 시기부터는 각 장기의 구별이 가능해진다.
amniotic fluid	양수	양막 안에 차 있는 액체로 태아를 외부 충격에서 보호한다. 임신 말기에 보통 600~800cc 정도이며 양수이상에는 과다와 과소가 있다.
seminiferous tubule	세정관	정소에서 정자(spermatozoa)를 생산하는 관

3. 전공 관련 검사 및 진단 용어

용어	뜻	설명
fixation	고정	사후변화를 방지하고, 살아 있는 조직과 거의 같은 구조를 유지하도록 화학적 또는 물리적으로 처리하는 과정
dehydration	탈수	조직 속의 수분을 탈수제를 이용하여 제거하는 과정
clearing	투명	조직에 함유되어 있는 탈수제인 알코올을 제거하고 침투제가 침투할 수 있도록 조 직 내 환경을 만들어주는 과정
infiltration	침투	투명과정이 끝난 조직의 구조가 변형되지 않도록 포매제와 동일한 물질을 조직 에 침투시켜 균일한 경도를 만들어주는 과정
embedding	포매	침투가 완료된 조직을 박절이 용이하도록 조직이 포함된 블록을 만드는 과정
sectioning	박절	포매가 끝난 조직을 두께가 얇은 조직절편으로 만드는 과정
staining	염색	조직의 구성성분을 선택적으로 염색해주는 염료를 사용하여 여러 조직의 구성 성 분을 뚜렷하게 구분할 수 있도록 하는 과정
mounting	봉입	염색한 조직편을 그대로 방치하면 투명성을 잃고 관찰이 불가능하게 되므로 봉입 제를 사용하여 커버글라스로 덮어서 조직편을 봉해두는 조작
imprint smear	날인도말법	작은 생검 조직을 핀셋으로 집어 유리슬라이드 위에 도장을 찍듯이 살짝 문질러 세포표본을 제작하는 방법

용어	뜻	설명
liquid–based cytology	액상세포검사	환자로부터 세포검체를 채취한 후 세포가 겹치지 않도록 보존액 내 에서 분산시켜 단층으로 도말표본을 제작하는 방법
direct smear technique	직접도말법	채취한 검체를 직접 유리슬라이드에 도말하는 방법
wet fixation	습윤고정	신선하게 제작된 도말표본을 건조되지 않도록 즉시 액체성 고정액에 넣어 고 정하는 것
colposcopy	질확대경	질(vagina)이나 자궁목(자궁경부, cervix)의 조직검사를 위해 질 내에 삽입하는 기구
stereotactic breast biopsy	정위유방생검	유방(breast)의 병변으로부터 조직을 채취하는 방법으로 유방촬영술 (mammography)과 컴퓨터보조생검(computer assisted biopsy)을 함께 실시하는 것
sentinel lymph node biopsy	감시림프절생검	유방암(breast cancer)에서 처음으로 전이(metastasis)가 일어나는 림프절로 이 림프절에 전이가 없으면 더 먼쪽의 림프절에도 전이가 되지 않았음을 의미
hysteroscopy	자궁경검사	자궁경(hysteroscope)을 이용하여 자궁강 내를 직접 관찰하는 검사
prostate biopsy	전립샘생검	초음파 탐지자(ultrasound probe)를 직장 안으로 삽입하여 전립샘의 영상을 획득한 후 이상이 감지되는 경우에는 전립샘 조직의 여러 생검 표본을 수집함
pelviscopy	골반경검사	여성의 골반강(pelvic cavity) 또는 골반장기를 시각적으로 검사하는 것

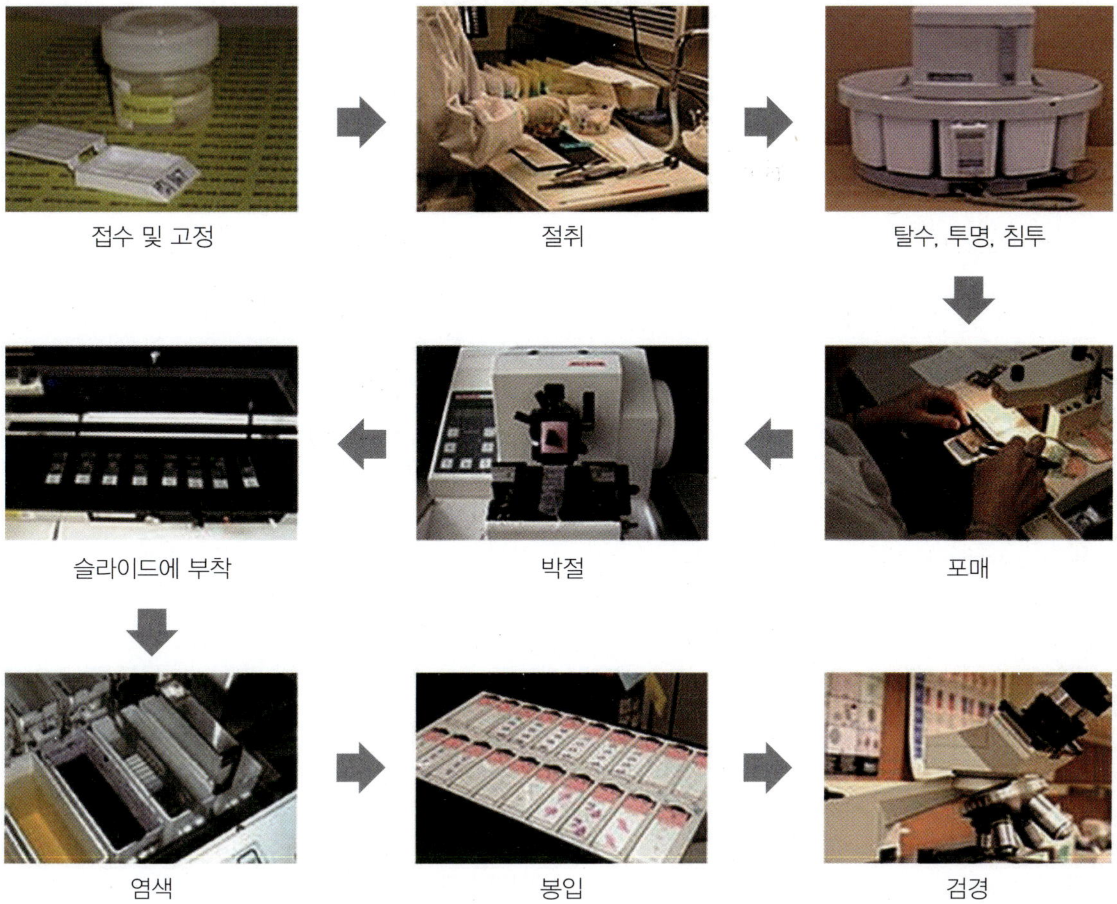
접수 및 고정
절취
탈수, 투명, 침투
포매
박절
슬라이드에 부착
염색
봉입
검경

(https://slidesplayer.org/slide/14813052/)

그림 8-1 **파라핀조직표본 제작과정**

4. 전공 관련 증상 및 질병용어

1) 질병에 대한 반응(responses to disease)

용어	뜻	설명
congestion	울혈	몸 속 장기나 조직에 정맥의 피가 모인 상태로 정맥혈이 정맥 및 모세혈관에 고여 있음. 심장기능 장애 등으로 전신적으로 발생할 수도 있고, 정맥의 협착과 혈전 등에 의해 국소적으로 일어날 수도 있다. 울혈이 생긴 부분은 검푸른색을 띠고 부어오른다.
cell adaptation	세포적응	항상성 안정상태의 한계범위 내에 머물러 있는 세포의 변화 단계이다.

용어	뜻	설명
hypertrophy	비대	각각의 세포 크기가 커짐과 동시에 그 세포로 구성된 조직이나 장기의 부피가 증가하는 상태를 말한다.
atrophy	위축	세포질의 상실로 인해 세포의 크기 및 기능이 감소하여 조직이나 장기의 부피를 감소시키는 것을 말한다.
hyperplasia	과형성	세포가 자극에 의해 양적인 증가 때문에 조직이나 장기의 부피가 증가하는 것을 말한다.
metaplasia	화생	정상적으로 성숙된 세포가 지속적인 만성 자극에 의해 다른 형태의 성숙된 세포로 바뀌는 것을 말한다.
necrosis	괴사	생체 내에서 어떠한 장해에 의하여 치사성 손상을 받은 세포에 지속적인 효소의 파괴작용으로 인하여 부분적인 파괴가 일어나는 것이다.
benign tumor	양성종양	팽창성 증식에 의해서만 증식하는 종양
malignant tumor	악성종양	팽창성과 침윤성을 모두 가진 종양
diarrhea	설사	대변에 포함된 수분의 양이 많아져서 물과 같은 대변을 보는 것을 말한다.
hepatitis	간염	간에 발생하는 염증을 말한다.
hepatoma	간암	간세포에서 발생하는 간세포암종을 말한다.
viral hepatitis	바이러스 간염	바이러스로 발생하는 간염을 말한다.
enteritis	장염(창자염)	소장에 발생하는 염증으로 장의 점막이나 근육층에 생기는 염증을 말한다.
renal cancer	신장암(콩팥암)	신장실질에 생기는 암으로 성인과 유아에 생기는 두 가지 종류가 있다. 성인에 생기는 대표적인 병변이 신장세포암종이고, 유아에 생기는 대표적인 병변은 빌름스 종양이다. 신장세포암종은 성인 악성 신장종양 중 가장 많아 성인 신장암의 약 85~95%를 차지하며, 신장모세포종이라고도 하는 빌름스 종양은 악성도가 강하고 양측성으로 나타나며, 발육도 매우 빠른 병변이다.
ureterolithiasis	요관돌증 (요관결석증)	요관 안쪽에 돌이 형성되어 있는 상태이다.
enuresis	유뇨증, 야뇨증	불수의적으로 소변이 나오거나 저리는 현상으로 보통 밤에 나타나고 어린이에게 많이 나타난다.
azoospermia	정자없음증 (무정자증)	정액 속에 정자가 없는 상태이다.

용어	뜻	설명
benign prostatic hypertrophy (BPH)	양성전립샘비대증	전립샘 내부의 샘조직이 결절성으로 과형성된 상태로 60세 이상 남성에게 발생하는 일종의 노인성 질환으로, 성호르몬의 불균형으로 발생한다. 주증상은 요도를 압박하여 배뇨장애가 생기며, 요정체, 요도감염증 등이 나타나기도 한다.
circumcision	음경꺼풀절제술 (포경수술)	음경을 덮고 있는 음경거풀을 윤상으로 절제하는 수술이다.
eccyesis	자궁밖임신	수정란이 자궁관 속공간에서 착상하거나, 난자가 자궁관 안으로 들어가지 못하여 배안이나 골반 안에서 수정이 일어나 착상하는 경우를 자궁밖임신(ectopic pregnancy, 자궁외 임신)이라 한다.
burns	화상	불이나 뜨거운 물에 의한 피부조직의 상해(열상)이다.

2) 암(cancer)

암 진단에 사용되는 방법은 신체검진, 생검, 영상기술, 임상병리검사 등이 포함되며 악성 종양의 특이적인 형태와 관련된 표식자(marker)를 찾게 된다. 일부 암 표식자는 효소(enzymes), 호르몬(hormones), 세포 단백질(cellular proteins)같은 부생성물이며 양이 비정상적으로 많아진다. 연구자들은 암의 형태를 확실화시키는 데 특이유전적 돌연변이(genetic mutations)와 연관이 있다고 한다.

등급화(grading)와 단계화(staging)는 암을 분류하고, 치료를 선택하거나 치료효과를 평가하며, 질병의 결과를 추측할 때 이용되는 2가지 방법이다. 등급화는 현미경으로 종양세포를 관찰한 조직학적 변화에 기초한다. 등급은 세포의 비정상이 증가할수록 I에서부터 IV등급으로 올라간다. 단계화는 종양이 원래 발생한 부위에서 전이(metastasis)된 정도를 임상적으로 분류하는 방법이다. TNM체계가 일반적으로 사용된다. T는 일차 종양(primary tumor)을, N은 국소 림프절(lymph node), M은 원격전이(distant metastasis)를 의미하는 약자이다. 이러한 범주에서의 평가는 각 종양의 형태에 따라 다양하다. TNM 결과에 바탕을 두고 단계화를 I~IV단계에서 결정한다. 혈액, 림프계, 신경계의 암은 다른 기준에 따라 평가한다.

암 치료에 있어서 가장 광범위하게 사용되는 방법은 수술, 방사선요법, 화학요법(항암제 치료)이다. 면역요법(immunotherapy)이라는 새로운 방법은 종양에 특이적으로 대항할 백신(vaccine)으로 면역계를 자극한다. 호르몬요법은 일부 종양에서 효과적인 것으로 나타나 있다. 질병이 남아있다는 징후가 없을 때 암은 호전(remission)되었다고 말한다.

육종(sarcoma)은 뼈나 근육같은 비상피성 조직에 발생하는 악성종양을 말한다.

암종(carcinoma)과 육종(sarcoma)도 선암(adenocarcinoma)과 섬유육종(fibrosarcoma)에서처럼 악성 종양을 나타내는 접미사로 쓰인다.

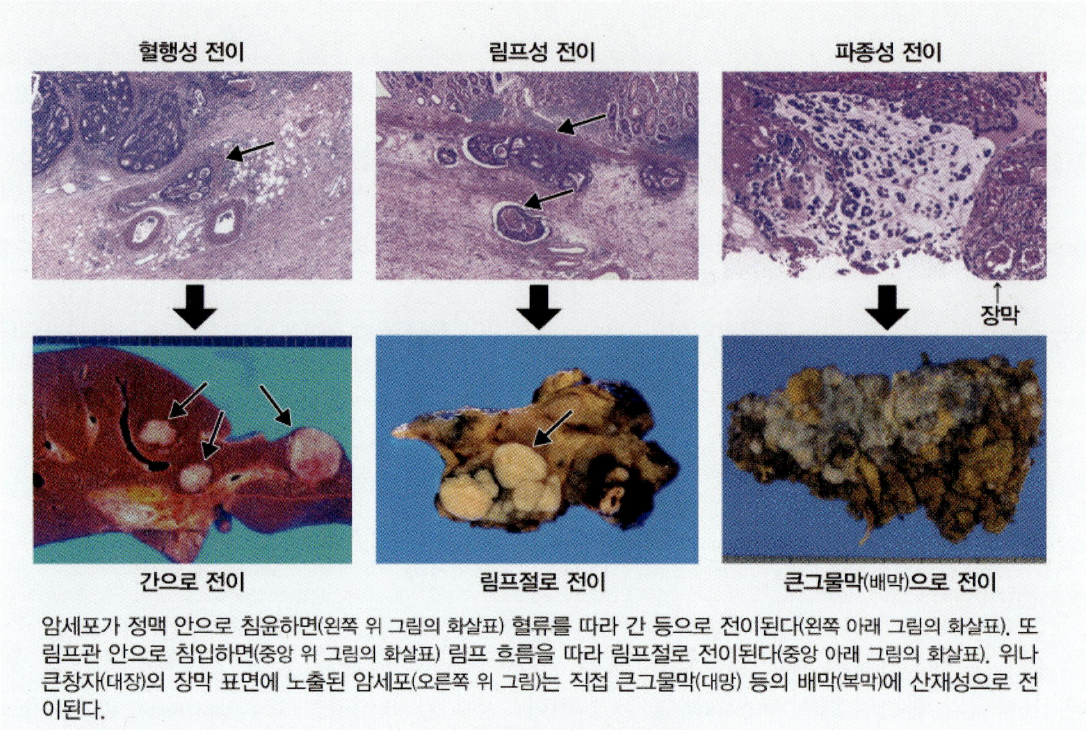

그림 8-2 암전이의 주요 경로

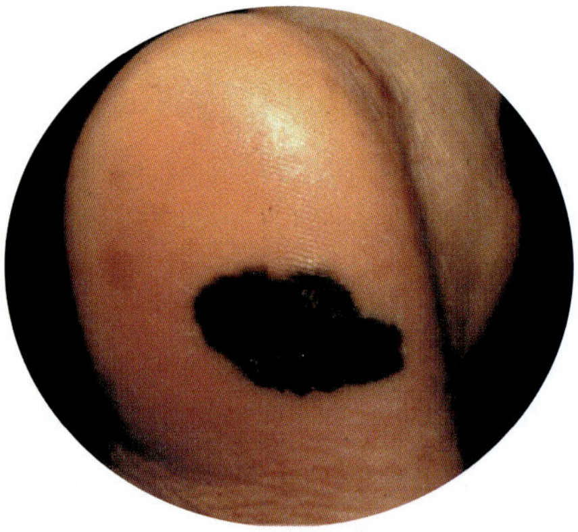

그림 8-3 악성흑색종

5. 약어(abbreviations)

약어	의미	
Bx, bx	biopsy	생검
CA	carcinoma	암종
chemo	chemotherapy	화학요법
Dx	diagnosis	진단
METS	metastasis	전이
MRI	magnetic resonance imaging	자기공명영상
Px	prognosis	예후
US	ultrasound, ultrasonography	초음파검사
HCG	human chorionic gonadotropin	융모성샘자극호르몬
Pap	Papanicolaou test	자궁경부세포검사(파파니콜로검사)
SHG	sonohysterography	자궁초음파촬영술
US	ultrasound, ultrasonography	초음파검사
BCC	basal cell carcinoma	기저세포암종
SCC	squamous cell carcinoma	편평세포암종
SCJ	squamocolumnar junction	편평원주 접합부
ICC	immunocytochemistry	면역세포화학
MI	maturation index	성숙지수
KI	karyopyknotic index	핵농축지수
FCI	folded cell index	접힌세포 지수
CCI	crowded cell index	군집세포 지수
LBP	liquid-based preparation	액상세포도말표본

복습하기(review)

1. 다음 뜻을 가진 어근을 고르시오.

| 보기 |

① fat	② skin	③ breast	④ muscle
⑤ nerve	⑥ death		

1) necro- (   ) 2) myo- (   )
3) lipo- (   ) 4) masto- (   )
5) neuro- (   ) 6) dermo- (   )

2. 다음 의학용어의 뜻을 쓰시오.

1) azoospermia ________ 2) atrophy ________
3) colposcope ________ 4) embedding ________
5) amniotic fluid ________ 6) ovary ________
7) uterus ________ 8) metaplasia ________
9) necrosis ________ 10) atrophy ________

3. 비뇨기계 장기로 좌우 한 쌍으로 되어 있는 것은?

① urethra ② ureter
③ urinary bladder ④ uterus
⑤ ovary

4. 여성의 외음부(vulva) 구조에 속하지 않는 것은?

① vaginal vestibule
② clitoris
③ hymen
④ ovary
⑤ labia

5. 정자(spermatozoa)를 만드는 장소로 맞는 것은?

① epididymis
② vas deferens
③ urethra
④ seminal vesicle
⑤ seminiferous tubule

6. 혈액의 흐름이 감소하여 정맥 및 모세혈관에 혈액이 정체된 상태는?

① 경색(Infarction)
② 색전(Embolism)
③ 울혈(Congestion)
④ 충혈(Hyperemia)
⑤ 허혈(Ischemia)

7. 뼈와 근육 같은 비상피성 조직에 발생하는 악성종양은?

① 선종(Adenoma)
② 육종(Sarcoma)
③ 섬유종(Fibroma)
④ 유두종(Papilloma)
⑤ 지방종(Lipoma)

9장 임상생리학 용어

학습목표

1. 순환계통과 호흡계통의 기본 구조를 이해한다.
2. 해부학적 의학용어를 이해한다.
3. 진단 및 질병용어를 이해한다.
4. 의학용어의 약어를 이해한다.

1. 임상생리학 관련 의학 용어

1) 어근(word roots)

어근(word roots)	뜻(meaning)		예(example)	
cardio-, corono-	heart	심장	cardiology	심장학
arterio-	artery	동맥	arteriography	동맥조영술
veno-, phlebo-	vein	정맥	venofibrosis	정맥섬유증
angio-	vessel	혈관	angioma	혈관종
atrio-	artium	심방	atrioventricular	심방과 심실의
ventriculo-	ventricle	심실	ventriculoarterial	심실 동맥
valvo-, valvulo-	valve	판막(판), 관	valvotomy	판막절개술
electro-	electricity	전기	electrocardiography	심전도
echo-	reverberate	(소리가) 울리다	echocardiography	심(장)초음파검사
isch-	to keep back	억제,방해	ischemia	허혈
myo-	muscle	근육	myocardial infarction	심근경색증

어근(word roots)	뜻(meaning)		예(example)	
pneumono-, pulmono-	lung	폐, 허파	pulmonology	폐(허파)에 관한 학문
rhino-	nose	코	rhinoplasty	코성형술
pharyngo-	pharynx	인두	pharyngoscopy	인두경검사
thoraco-	chest	가슴, 흉부	thoracodynia	가슴통증
broncho-,	bronchus	기관지	bronchoscope	기관지경
bronchiolo-	bronchiole	세기관지	bronchiolitis	세기관지염
alveolo-	air sac	폐포(허파꽈리)	alveolitis	폐포염
spiro-	breath	호흡	spirometer	폐활량계
sphygmo-	pulse	맥박	sphygmomanometer	혈압계, 맥압계

2) 접두사(prefixes)

접두사(prefix)	뜻(meaning)		예(example)	
a-	without	-없이, 무	arrhythmia	부정맥
an-	without	-없이, 무	anoxia	무산소증
eu-	normal, good	정상의, 좋은	eupnea	정상호흡
dys-	painful, difficult	고통의, 어려운	dyspnea	호흡곤란
brady-	slow	느린, 늦은	bradycardia	서맥(느린맥)
tachy-	fast	빠른	tachycardia	빈맥(빠른맥)
endo-	within	-의 안에, 내부의	endocarditis	심내막염
hyper-	excessive	초과, 정상 이상	hypertension	고혈압
hypo-	insufficient	부족한, 정상 이하	hypotension	저혈압
intra-	inside, within	안의, 내의	intravenous	정맥내의
para-	alongside, near	옆에, 가까이	paranasal	부비의(코곁의)
trans-	across, through	가로질러, 통하여	transcranial	머리뼈경유의
pan-	all	모든	pansinusitis	온(범)부비동염(코곁굴염)

접두사(prefix)	뜻(meaning)		예(example)	
poly-	many, much	많은	polyarteritis	다발동맥염
ultra-	excess	과한	ultrasound	초음파

3) 접미사(suffixes)

접미사(suffixes)	뜻(meaning)		예(example)	
-ac	pertaining to	–의, –에 관한	cardiac	심장의
-al	pertaining to	–의, –에 관한	arterial	동맥의
-ary	pertaining to	–의, –에 관한	coronary	관상동맥의
-dynia	pain	고통, 아픔, 통증	cardiodynia	심장통증
-graphy	process of recording	기록하는 과정	cardiography	심박동 기록(법)
-gram	record	기록	arteriogram	동맥의 기록, 동맥조영상
-ia	state, condition	상태,조건	pneumonia	폐렴(허파염)
-ism	state, condition	상태,조건	embolism	색전증
-itis	inflammation	염증	phlebitis	정맥염
-logy	study of	학문, –학	cardiology	심장학
-logist	one who studies	연구자, 학자	cardiologist	심장전문의
-manometer	instrument to measure pressure	압력을 측정하는 기구	sphygmomanometer	혈압계, 맥압계
-megaly	enlarged	비대, 확대, 거대	cardiomegaly	심장비대
-osis	abnormal condition	비정상상태, –증	cyanosis	청색증
-pnea	breathing	호흡	apnea	무호흡
-sclerosis	hardened condition	경화	arteriosclerosis	동맥경화증
-scope	instrument for viewing	관찰하는데 사용하는 기구	gastroscope	위내시경
-spasm	involuntary muscle contraction	불수의적 연축	bronchospasm	기관지연축, 기관지경련
-tomy	cutting into	자름, 절개	thoracotomy	가슴절개술

2. 해부학적 용어

용어	뜻	설명
cardio-	심장	심장은 우리 몸에서 펌프와 같은 작용을 하는 기관으로, 끊임없이 혈액을 받아들이고 내보내면서 혈액을 온몸으로 이동시킨다.
arterio-	동맥	심장에서 혈액을 내보내는 혈관이다.
veno-, phlebo-	정맥	심장으로 혈액을 운반하는 혈관이다.
angio-	혈관	혈액을 우리 몸 전체로 운반하는 관 모양의 구조물이다.
atrio-	심방	사람의 심장에는 4개의 방이 있는데, 이는 2개의 심방과 2개의 심실로 이루어져 있다. 심방은 혈액을 받는 위쪽에 위치한다.
ventriculo-	심실	심장의 수축을 통해, 아래쪽에 위치한 두 개의 심실은 심장 박으로 혈액을 내보내는 공간이다.
valvo-, valvulo-	판막(판), 관	심장이나 혈관 속에서 피가 거꾸로 흐르는 것을 막는 막의 형태이다.

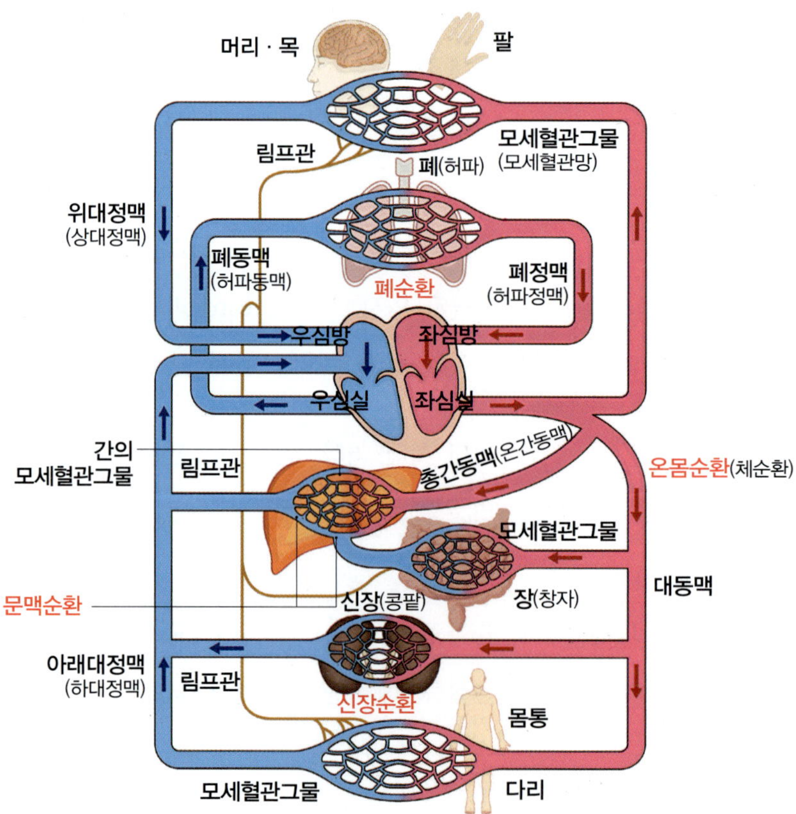

그림 9-1 심혈관계통(cardiovascular system)

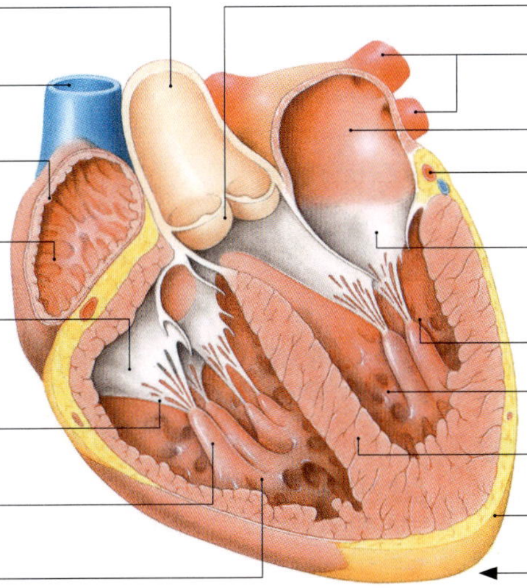

그림 9-2 심장의 단면

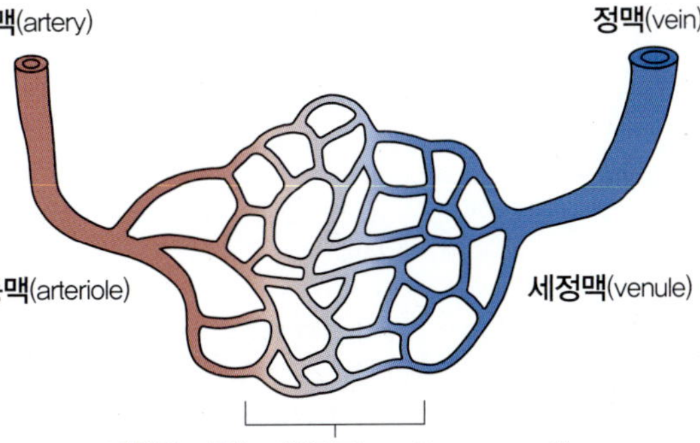

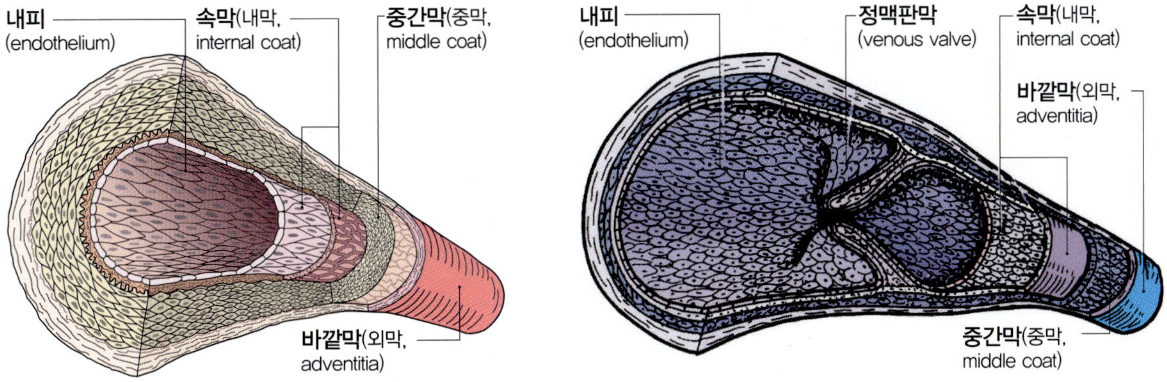

그림 9-3 혈관의 종류

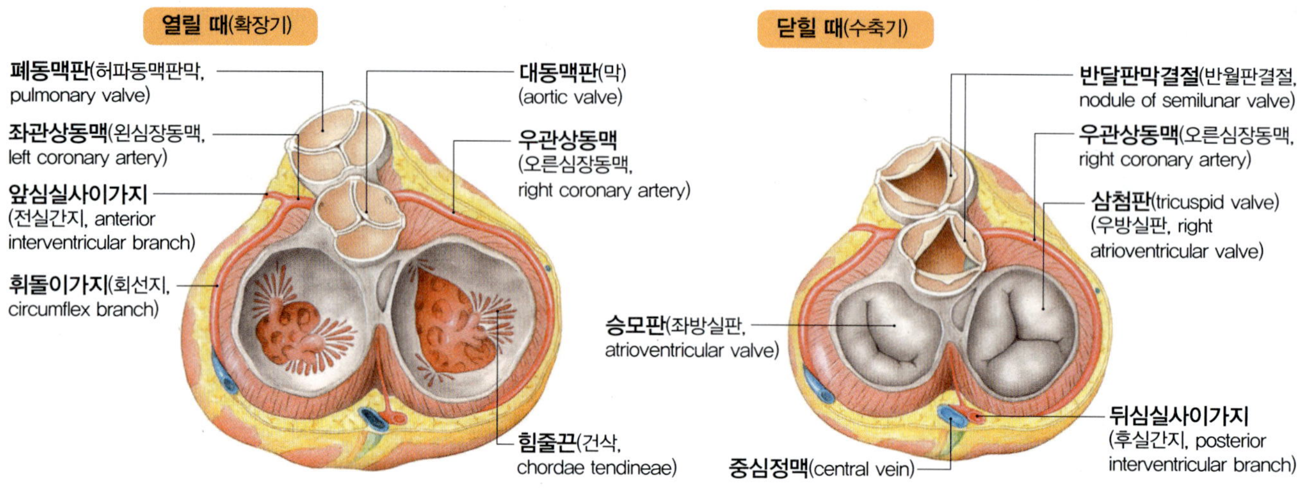

그림 9-4 **판막**

용어	뜻	설명
pneumono-, pulmono-	폐(허파)	호흡에 가장 필수적인 장기인 허파는 가슴에 위치하고 있으며, 좌우 2개의 폐로 구성되어 있다. – 좌폐(2개의 엽) – 우폐(3개의 엽)
rhino-	코	코는 호흡기의 일부이며 동시에 후각을 담당하는 감각기관이다.
paranasal sinus	부비동(코곁굴)	머리뼈 내의 콧구멍과 통하며 점막의 덮인 공기로 채워진 공간. 호흡시 공기를 데워 주는 기능 및 소리를 낼 때 공명을 시켜주는 기능을 한다.
pharyngo-	인두	입안과 식도 사이에 있는 호흡기관과 소화기관으로 공기와 음식물이 통과하는 통로이다.
laryngo-	후두	인두와 기관 사이의 부분, 발성과 호흡작용하며, 음식을 먹을 때 음식이 기도로 들어가지 않도록 차단하는 역할을 한다.
broncho-	기관지	기관이 좌우로 갈라진 분기부에서 허파문 이전의 종말세기관지에 이르는 숨길의 중요부분. 구조상 나무와 비슷하기 때문에 이를 기관지 나무라고 한다.
alveolo-	폐포(허파꽈리)	폐로 들어가 잘게 잘라진 기관지의 맨 끝에 붙은 포도송이 모양의 주머니. 각 폐는 수많은 허파꽈리가 있으며, 산소와 이산화탄소 교환이 일어나는 곳이다.

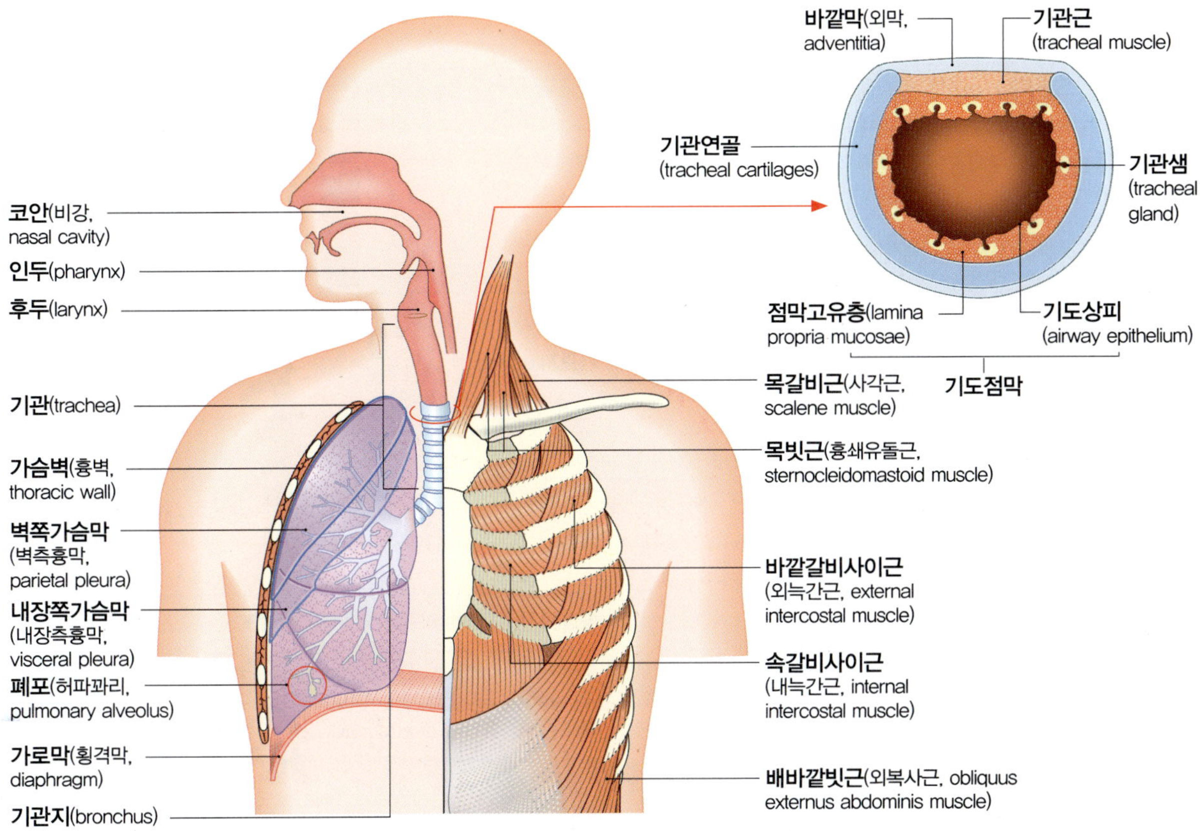

그림 9-5 **호흡계통**(respiratory system)

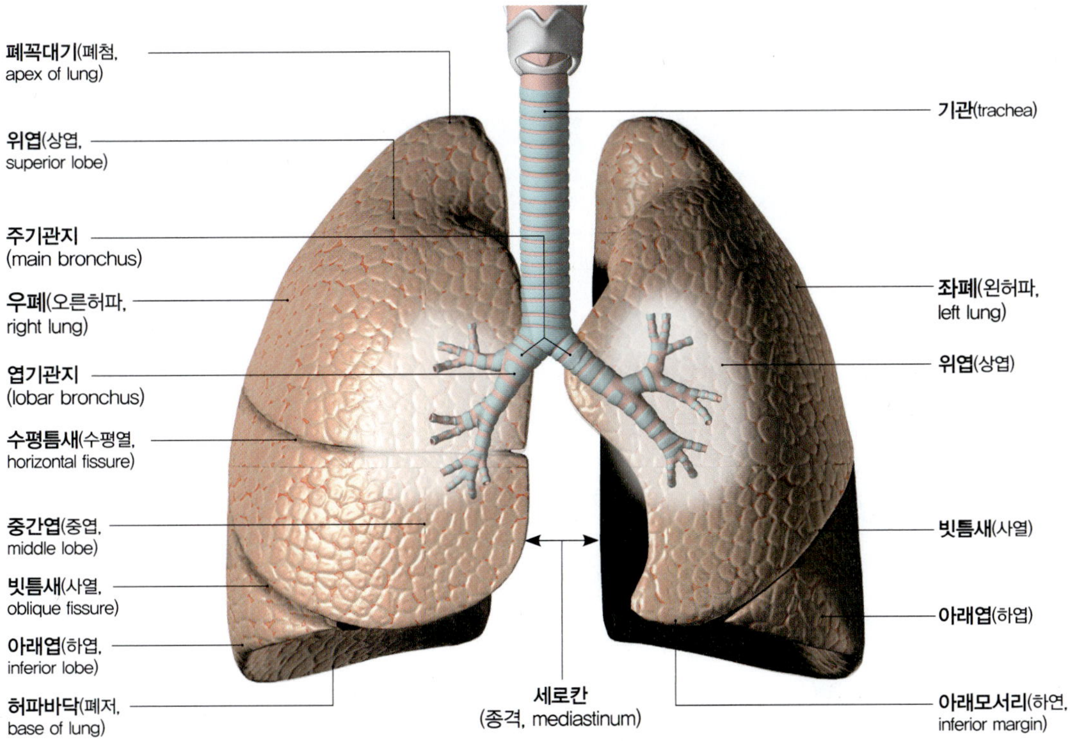

그림 9-6 **폐와 기관 기관지**

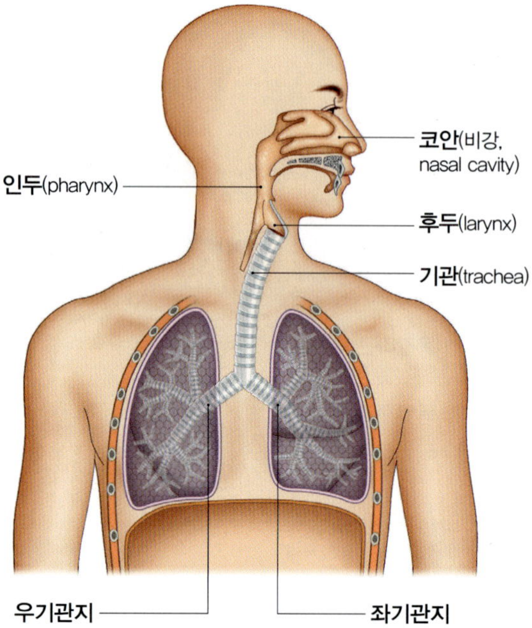

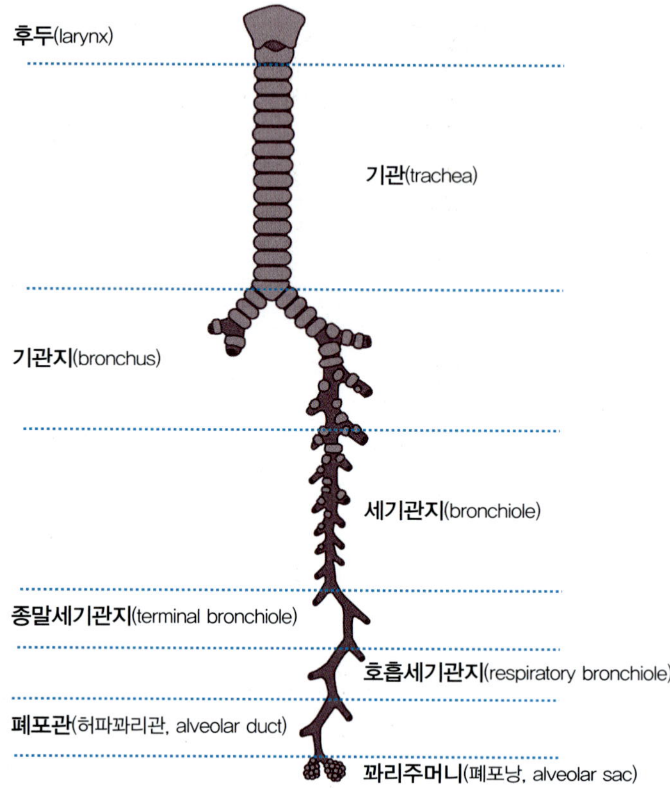

그림 9-7 공기의 흐름

3. 심혈관계 검사 및 진단 용어

용어	뜻	설명
electrocardiography	심전도 검사	심장의 전기적 활동을 기록하는 진단방법, 심장동맥질환이나 심근경색을 인한 심장 조직의 손상을 진단하는데 사용

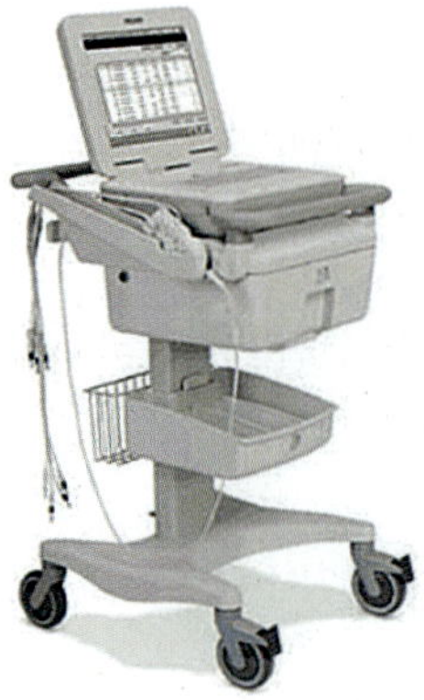

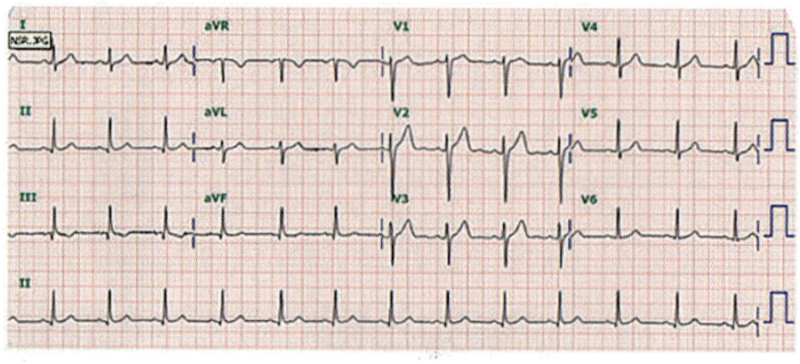

그림 9-8 심전도 검사(Electrocardiogram)

용어	뜻	설명
echocardiography	심(장)초음파 검사	가슴벽이나 식도, 기관 내에 초음파를 발생시켜 심장, 대혈관의 형태, 동태를 기록하는 진단법. 초음파의 파동을 가슴에 전달하여 심장의 판막, 심실과 심방, 심장 표면으로부터 되돌아 오는 반향음을 전기적으로 구성하고 기록하여 심장의 구조와 움직임을 기록한다.

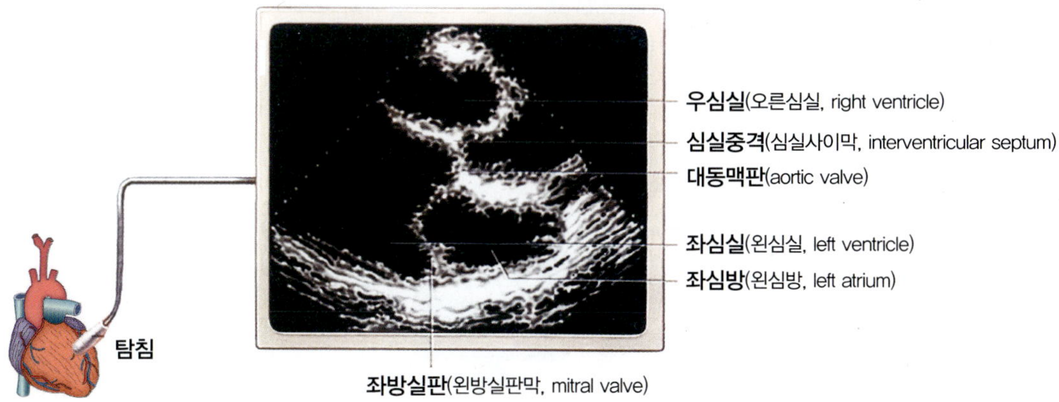

그림 9-9 심장 초음파 검사

용어	뜻	설명
doppler ultrasound	도플러 초음파	혈관속을 흐르는 혈구세포에 의해 반사되는 초음파를 이용하여 혈액 흐름의 이상 여부를 판단하는 것이다.

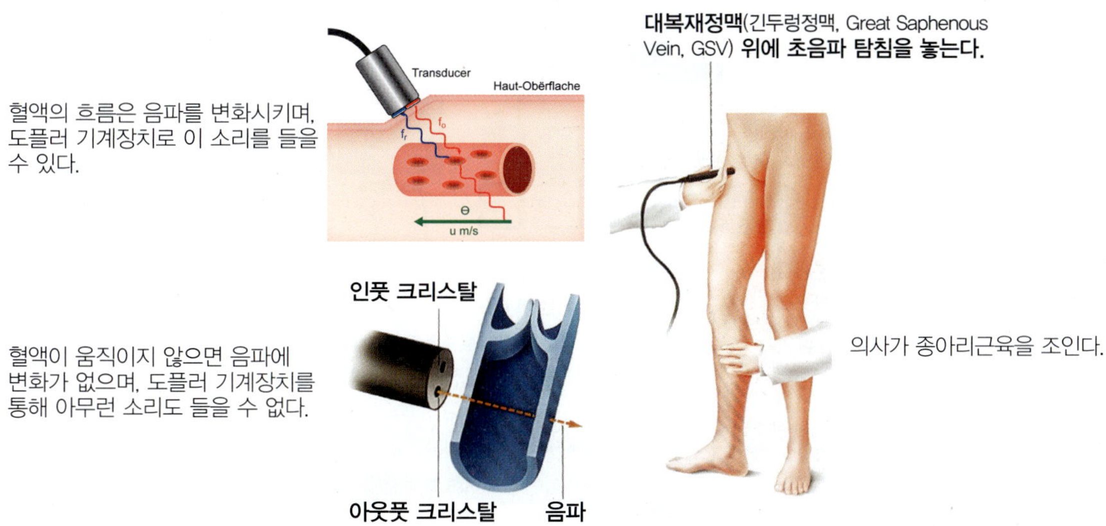

그림 9-10 도플러 초음파

4. 호흡계 검사 및 진단 용어

용어	뜻	설명
pulmonary function test (PFT)	폐기능 검사	호흡곤란의 원인이나 폐기능 상태가 수술에 견딜 수 있는지 알아보기 위해 실시하는 폐의 기능을 검사하는 것이다. 가장 간단한 검사는 폐활량인데, 폐활량계(spirometer, 호흡계)를 사용하여 전폐기량, 최대환기량, 잔기량, 1회 환기량, 최대 환기량 등을 측정. 계산하고, 그 결과를 종합하여 폐기능을 평가한다.

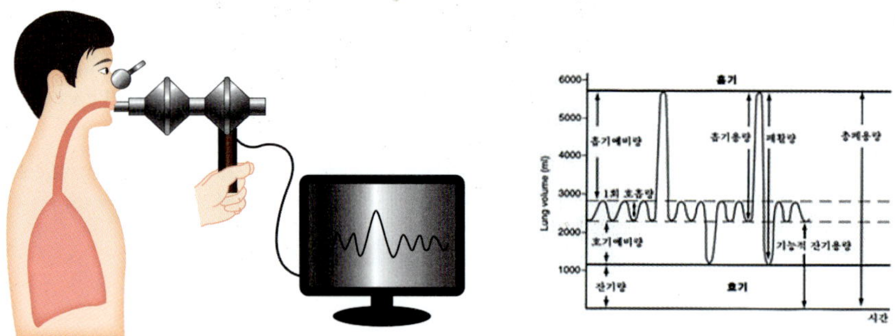

그림 9-11 **폐기능 검사(Pulmonary Function Test)**

용어	뜻	설명
spirometer	폐기능 검사용 측정기	폐활량 · 노력폐활량 등 여러 지표의 측정에 의해 환기능장애의 유무와정도를 진단하기 위해 사용한다.

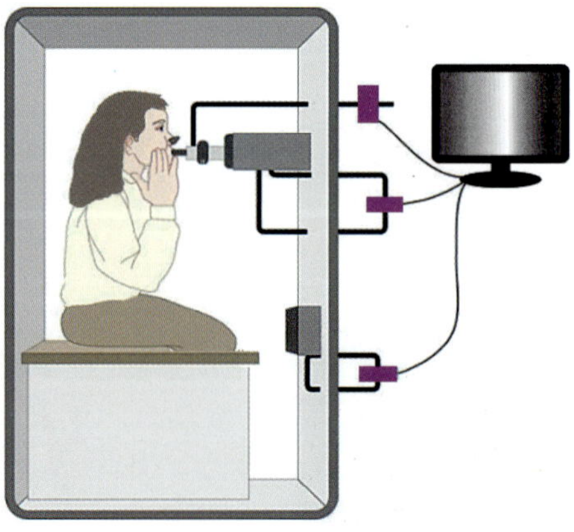

그림 9-12 **폐기능 검사용 측정기(spirometer)**

용어	cardiography	설명
cardiography	심박동 기록(법)	심장도검사, 심박[동]기록법(心搏[動]記錄法), 카르디오그래피. 심장의 물리적 또는 기능적 측면을 도형적으로 기록하는 방법이다.
sphygmomanometer	혈압계, 맥압계	탄력이 있는 고무 압박대를 신축성이 없는 포로 둘러 싼 압박대(맨셋트)와 고무제의 송풍기와 압박대 내부의 압력을 측정하는 기압계를 고무관으로 이어 혈압을 측정하는 기구이다.

5. 증상 및 질병용어

용어	뜻	설명
venofibrosis	정맥섬유증	정맥 중막의 섬유성 결합조직의 증식이 특징인 정맥질환
angioma	혈관종	혈관 · 림프관의 증식에 기인되는 종창 · 종양
ischemia	허혈	조직, 장기의 산소수요에 대해 그 공급원인 혈류가 절대적 또는 상대적으로 부족한 상태
myocardial infarction (MI)	심근경색증	심장혈관이 혈전, 연축 등의 원인에 의해 갑자기 막혀서 심장 근육이 손상되는 질환
arrhythmia	부정맥	불규칙한 심장박동
bradycardia	서맥(느린맥)	분당 60회 이하 비정상적으로 느린 심장박동
tachycardia	빈맥(빠른맥)	분당 90회 이상 비정상적으로 빠른 심장박동
endocarditis	심내막염	심내막이나 심장판막이 미생물에 감염되어 나타나는 질환
embolism	색전증	혈관내에서 생긴 또는 혈관밖에서 유입한 유리물이, 혈류에 운반되어 가느다란 혈관에서 걸려 혈관내강을 폐색시키는 현상. 폐색 물을 색전이라고 한다.
phlebitis	정맥염	정맥 혈관에 생기는 염증
cardiomegaly	심장비대	심장이 비정상적으로 커지는 상태로, 심장 근육의 과도한 성장이나 확장으로 인해 발생
hypertension	고혈압	정상범위 이상의 혈압으로 보통 140mmHg 이상의 수축기 혈압과 90mmHg 이상의 확장기 혈압을 나타낼 때
hypotension	저혈압	혈압계로 전완동맥의 혈압을 측정하였을 때 혈압이 정상보다 낮은 경우의 총칭
pansinusitis	온(범)부비동염 (코곁굴염)	바이러스, 세균, 진균 감염과 알레르기비염에 의해 생긴 코곁굴 염증

용어	뜻	설명
polyarteritis	다발동맥염	동맥계의 여러 부위를 침범하는 염증성 및 괴사성 병변을 특징으로 하는 질환
anoxia	무산소증	저산소증이 더욱 진전하여 생체조직의 산소가 극단적으로 부족한 상태로 산소부족이 고도에 이르러 방치하면 생명을 잃는다.
cyanosis	청색증	청색증은 피부와 점막이 푸르스름한 색을 나타내는 것으로, 심질환 혹은 폐질환을 의심케 하는 증상
apnea	무호흡	호흡이 일시 정지한 상태. 무호흡의 원인은 여러 가지지만 그 주된 것은 혈액 조성의 변화로 호흡 중추가 영향을 받기 때문이다.
bronchospasm	기관지연축, 기관지경련	부교감신경 긴장 등에 따른 기관지 윤상근의 경련, 전형적인 예로서 천식발작을 들수 있는데 부교감신경긴장을 유발하는 마취약을 사용하는 흡입마취의 경과중에도 볼 수 있다.

6. 약어(abbreviations)

약어	의미	
AV	atrioventricular / arteriovenous	방실의 / 동정맥의
AF	atrial fibrillation	심방잔떨림, 심방세동
AS	aortic stenosis / arteriosclerosis	대동맥판협착증 / 동맥경화증
BP	blood pressure	혈압
CPR	cardiopulmonary resuscitation	심폐소생술, 심장허파소생술
CV	cardiovascular	심장혈관
ECG, EKG	electrocardiogram	심전도
ECHO	echocardiogram	심장초음파
LVH	left ventricular hypertrophy	왼심실비대, 좌심실비대
MI	myocardial infarction	심근경색증
SA, S-A	sinoatrial	굴심방, 동방
ARD	acute respiratory disease	급성호흡기질환
Broncho	bronchoscopy	기관지경

약어	의미	
COPD	chronic obstructive pulmonary disease	만성폐쇄폐질환
PFT	pulmonary function test	허파기능검사
RR	respiratory rate	호흡률
TPR	temperature, pulse, and respiration	체온, 맥박, 호흡

복습하기(review)

1. 다음 뜻을 가진 어근을 고르시오.

보기			
① excessive	② inside, within	③ across, through	④ insufficient
⑤ fast	⑥ normal, good	⑦ within	⑧ painful, difficult
⑨ excess	⑩ many, much		

1) tachy-	( )	2) hyper-	( )
3) intra-	( )	4) trans-	( )
5) hypo-	( )	6) poly-	( )
7) ultra-	( )	8) dys-	( )
9) endo-	( )	10) eu-	( )

2. 다음 뜻을 가진 접두사를 고르시오.

보기			
① -sclerosis	② -pnea	③ -gram	④ -ism
⑤ -itis	⑥ -logy	⑦ -logist	⑧ -megaly
⑨ -osis	⑩ -dynia		

1) pain	( )	2) abnormal condition	( )
3) enlarged	( )	4) one who studies	( )
5) study of	( )	6) inflammation	( )
7) state, condition	( )	8) record	( )
9) breathing	( )	10) hardened condition	( )

3. 다음 의학용어의 뜻을 쓰시오.

1) ischemia ______________________

2) alveolitis ______________________

3) angioma ______________________

4) thoracodynia ______________________

5) arrhythmia ______________________

6) anoxia ______________________

7) endocarditis ______________________

8) pansinusitis ______________________

9) cardiomegaly ______________________

10) arteriosclerosis ______________________

10장 스페셜 이슈
(건강검진, 안과검사, 이비인후과검사, 알레르기검사)

1. 종합건강검진

1) 항목

항목	세부항목
기초검사	혈압(BP), 맥박(pulse), 신체계측(somatometry), 청력검사(audiogram)
흉부 X선 촬영	chest X-ray
폐기능 검사	pulmonary function test, spirometry
소화기검사	esophagogastroduodenoscopy
복부초음파	간(liver), 담낭(gallbladder), 신장(kidney), 췌장(pancreas), 비장(spleen)
종양(암)표지자 검사	간암(AFP), 대장암(CEA), 췌장암(CA19-9), 전립선암(PSA), 난소암(CA125)
당뇨검사	fasting blood sugar, HbA1c
콩팥질환	BUN, creatinine, B/C ratio, r-GFR
간장질환	T.Bilirubin, D.Bilirubin, I Bilirubin, AST, ALT, γ-GTP, T. protein, Albumin, Globulin, A/G ratio, ALP
심혈관질환	LDH, T.Cholesterol, Triglyceride, HDL, LDL, EKG
골격계질환	Uric Acid, RA factor
췌장(이자)질환	Amylase, Lipase
갑상샘질환	TSH, Free T4
간염검사	B형 간염항원(HBsAg), B형 간염항체(HBsAb), C형 간염항체(HCsAb), A형 감염항체(HAsAb)
전해질검사	Na, Cl, P, K, Ca
관상동맥검사	coronary angiography
매독검사	VDRL or RPR, FTA-ABS, TPPA

항목	세부항목
에이즈검사	AIDS
혈액학적검사	RBC, Hemoglobin, HCT, MCV, MCH, MCHC, RDW, WBC
소변검사	color, UBG, GLU, KET, SG, Occult blood, PH, PRO, NIT, GFR, bacteria, LEU
대변검사	분변잠혈검사(fecal occult blood test)
동맥경화검사	동맥경화 협착검사(arteriosclerosis exam)

2. 약어(abbreviations)

약어	의미	
BP	blood pressure	혈압
AFP	α-fetoprotein	간암 표지자
CEA	carcinoembryonic antigen	대장암 표지자
CA19-9	carbohydrate antigen	이자암 표지자
PSA	prostate specific antigen	전립선암 표지자
CA125	cancer antigen 125	난소암 표지자
HbA1c	hemoglobin A1c	당화혈색소
BUN	blood urea nitrogen	혈액요소질소
AST	aspartate aminotransferase	아스파르테이트아미노전달효소
ALT	alanine aminotransferase	알라닌아미노기전달효소
γ-GTP	γ-glutamyl transpeptidase	감마글루타밀트란스펩티다제
ALP	alkaline phosphatase	알칼리인산분해효소
LDH, LD	lactate dehydrogenase	젖산탈수소효소
HDL	high density lipoprotein	고밀도지단백질
LDL	low density lipoprotein	저밀도지방단백질
TSH	thyroid stimulating hormone	갑상샘자극호르몬
Na	natrium	나트륨
Cl	chlorine	염소

약어	의미	
P	phosphorus	인
K	potassium	칼륨
Ca	calcium	칼슘
CRP	C-reactive protein	C-반응성단백
VDRL	venereal disease research laboratories test	매독진단검사
AIDS	acquired immune deficiency syndrome	후천성면역결핍증
RBC	red blood cell	적혈구
HCT	hematocrit	헤마토크리트
MCV	mean corpuscular volume	평균적혈구용적
MCH	mean corpuscular hemoglobin	평균적혈구혈색소량
MCHC	mean corpuscular hemoglobin concentration	평균적혈구혈색소농도
RDW	red blood cell distribution width	적혈구 크기 분포폭
WBC	white blood cell	백혈구
UBG	urobilinogen	유로빌리노겐
GLU	glucose	포도당 / 요당
KET	ketone body	요케톤체
SG	specific gravity	요비중
PRO	protein	요단백
NIT	nitrite	요아질산염
GFR	glomerular filtration rate	사구체 여과율
LEU	leukocyte	백혈구

2. 안과 검사

1) 망막전위도 검사(electroretinography, ERG)

망막의 신경섬유는 자기 스스로 활동전위를 발생하지 않고 빛에 의한 자극을 받을 때 전위를 발생한다. 안정전위 상태에서 빛 에너지가 전기적 에너지로 바뀌면서 나타나는 활동전위(망막전위)의 전기적 신호를 증폭기가 인식하여 파형으로 나타낸다. 이를 분석하여 망막의 이상여부를 확인하는 검사이다(그림 10-1).

(1) 중간매체의 혼탁 시 망막기능의 판정
- 백내장 및 각막 혼탁, 출혈이 있는 경우 망막기능의 판정

(2) 망막질환의 진단 및 감별진단
- 망막색소상피변성증, 야맹증의 진행 및 비진행의 구분, 망막기능의 손상 정도를 판정

(3) 소아의 시각기능 검사와 수술 전 · 후 망막기능 회복 등을 알아볼 수 있는 검사법

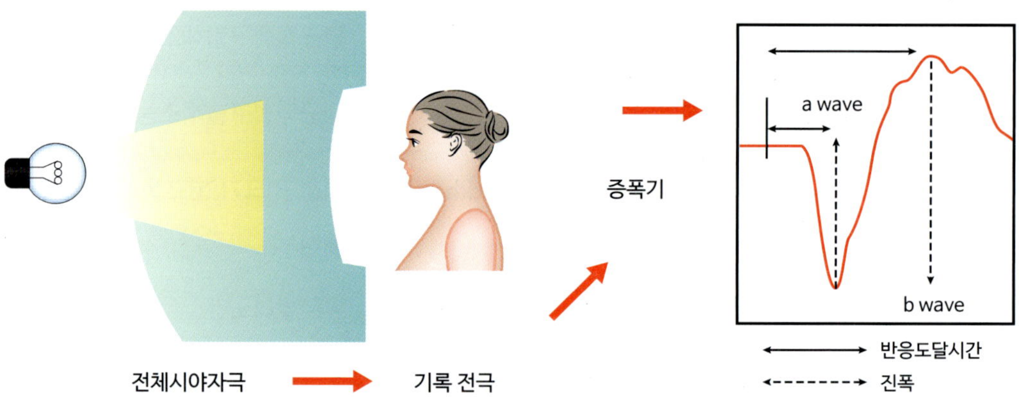

그림 10-1 **망막전위도 검사(Electroretinography, ERG)**

2) 다초점 망막전위도 검사(multi-focal electroretinography, mfERG)

다초점 망막전위도 검사는 기존의 망막전위도 검사가 전체적인 전위도를 알 수 있었던 점과 달리 국소적인 망막의 전위도를 알 수 있다는 특징이 있다. 또한 형태적 검사(안저 검사, 빛간섭단층촬영 검사)와 기능적 검사(망막전위도 검사)의 동시 시행으로 진단의 정확성을 얻을 수 있다.

(1) 유전성 망막질환, 황반질환의 평가, 국소적 추체기능 확인, 시신경 질환과의 감별

(2) 국소적으로 발생하는 망막외층의 손상과 그 외 부분 손상의 감별진단에 유용
- 시야 검사와 같이 시행하여 시야 결손 부위와 다초점 망막전위도 검사의 소견이 일치하면 망막 질환일 가능성이 매우 높다.

3) 눈전위도 검사(electrooculography, EOG)

눈은 항상 전하를 띄고 있는데, 안구의 전후, 즉 각막은 양의 전위상태, 망막은 음의 전위상태로 둘 사이에는 항상 일정한 전위차(1 mV)가 존재하는데 이 전위를 상존전위(standing potential), 각막–안저 전위(corneo–fundal potential)라 한다(그림 10–2).

이 전위차의 발생에는 안구의 모든 조직이 관여하나 그 90% 이상을 망막색소상피(retinal pigment epithelium, RPE)가 기여하기에 눈전위도는 망막색소상피의 기능을 반영한다고 할 수 있다. 상존전위는 망막색소상피를 통한 상피 간 전위로 주로 나타난다. 정상적인 눈전위도 기록이 되려면 시세포, 망막색소상피, 맥락막순환, 망막순환 등이 정상이어야 한다.

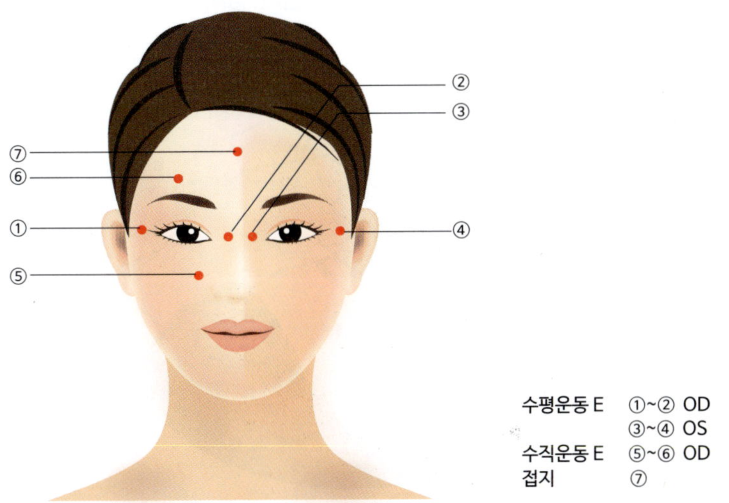

그림 10–2 **눈전위도 검사(Electrooculography, EOG)**

4) 안과 초음파 검사(ophthalmic ultrasonography)

안구는 정상적으로 모든 매체가 투명하다. 그러한 눈에 질병이나 외상 등으로 인하여 안구가 혼탁해지면 광학적인 안저 검사는 불가능하게 되어 초음파를 사용하여 안저의 단면을 볼 수가 있다. 근래에는 안내 질환과 안외 질환을 구별하거나 진단하는 데 안과 초음파 검사가 중요한 기구로 쓰여지고 있다(그림 10–3).

안과영역의 초음파 검사법이 다른 영역과 다른 점은 A-scan을 사용하는 것인데(그림 10–4), 이것은 반사파의 진폭거리에 따른 변화 분석이 B-scan보다 쉽고 정확하며 정상적인 안구방수(안방수)나 유리체(초자체)에서의 초음파 반사가 일어나지 않기 때문이다.

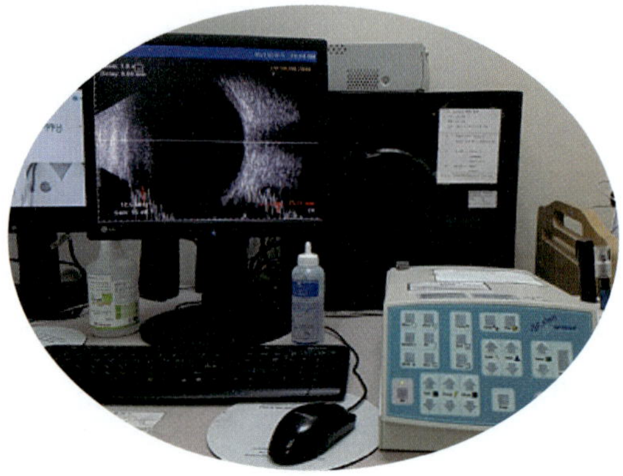

그림 10-3 초음파 검사 장비

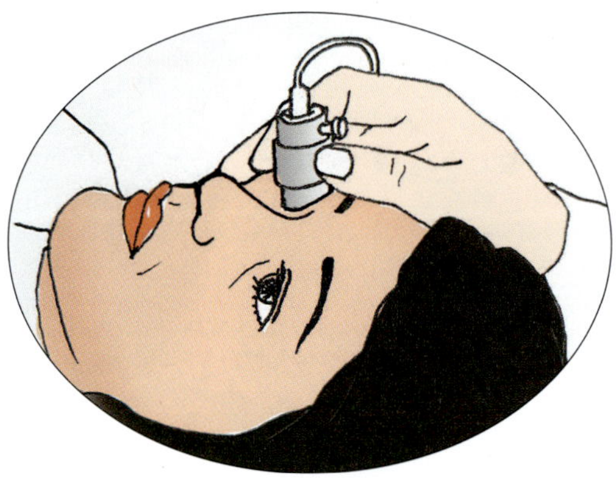

그림 10-4 A-scan 측정

5) 시각유발전위 검사(visual evoked potential, VEP)

일정한 패턴 문양 및 섬광자극에 의한 시각자극을 통하여 생기는 망막의 전위 변동은 신경절세포를 거쳐 대뇌 시각겉질에서 유발된다. 시각유발전위는 망막에서 시각겉질까지 시각경로의 이상 여부를 평가하는 검사이다(그림 10-5). 일반적으로 유발전위는 저전압이므로 배경에 있는 뇌파와 섞여 있어 기록하기가 어렵기 때문에 대뇌겉질에서 발생하는 여러 전위들을 평균화 과정(averaging)을 거쳐 일정한 형태를 가지고 있는 유발전위를 얻을 수 있다.

(1) 매체 혼탁의 경우(유리체 출혈, 백내장, 각막혼탁)–혼탁으로 알 수 없는 망막의 병변, 시신경 이상 질환을 찾는 데 적용된다.

(2) 망막질환–황반변성(macular degeneration), 황반원공(macular hole)

(3) 시신경병증(optic neuropathy)

- 말이집(수초) 탈락질환(demyelinating disease)
- 유전적 시신경 병증(hereditary optic neuropathy)
- 외상성 시신경 병증(traumatic optic neuropathy)

(4) 전신병(systemic disease) : 만성 알코올 중독(chronic alcoholism)

(5) 영아나 의사 전달을 못하는 환자의 시력 및 시야 장애를 평가

(6) 기능적 이상–hysterical blindness에서 기질적인 병소의 유무 확인에 유용(꾀병 감별)

(7) 시각전달의 이상 유무 파악, 약시, 감정 환자의 시력판정, 병사용 진단서 등에 이용

(8) 수술 중 신경계 감시(intraoperative monitoring)

(9) 뇌종양(brain tumor)

(10) 안질환(ocular disease)

(11) Ischemic toxic lesion

시각유발전위 검사만으로는 질병을 발견하기에는 제한 사항이 많이 있기 때문에 다른 안과검사와 같이 검사했을 때 더 가치가 있다.

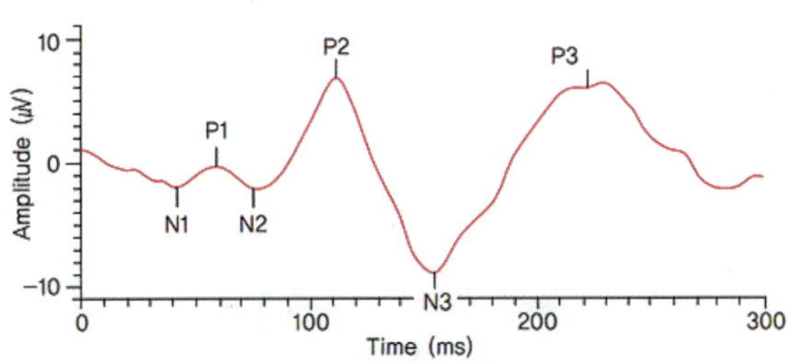

그림 10–5 **시각유발전위 검사**(Visual evoked potential, VEP)

6) 빛간섭단층촬영 검사(optical coherence tomography, OCT)

비접촉 고해상도 단층 촬영 및 생체현미경 영상 촬영 장치로 망막의 해부학적 구조에 대한 정량적 분석을 위해 조직에 일정 파장의 빛을 비춘 후 반사되어 나오는 빛의 강도와 시간의 지연 정도를 측정하여 2차원적인 단층이미지를 보여준다(그림 10–6). 이것은 각막, 망막, 망막신경섬유층, 신경절 세포와 내부 망상층, 황반 및 시신경 유두를 포함한 생체 축상 단면, 전안부 및 후안부 구조의 3차원적 구조로 이미지화할 수 있다. 이때 초음파 검사는 음파선 대신 적외선을 이용 한다는 것이 특징적이다.

(1) 망막 : 망막의 병변을 단층상으로 이미지화하여 관찰한다. 망막박리, 망막부종(낭포황반부종), 망막열공(황반원공), 망막위축, 당뇨망막병증, 연령관련황반변성, 맥락막신생혈관, 중심장액맥락막병증등 여러 망막질환들의 황반 변화 및 질병의 위치, 수술 전 · 후 변화 확인, 진단의 보조 자료로 이용된다.

(2) 망막신경섬유층 및 시신경 유두 : 녹내장의 조기 진단 및 진행정도를 알 수 있다. 신경섬 유층의 소실은 시야 변화 및 시신경 유두 변화보다 먼저 나타날 수 있다.

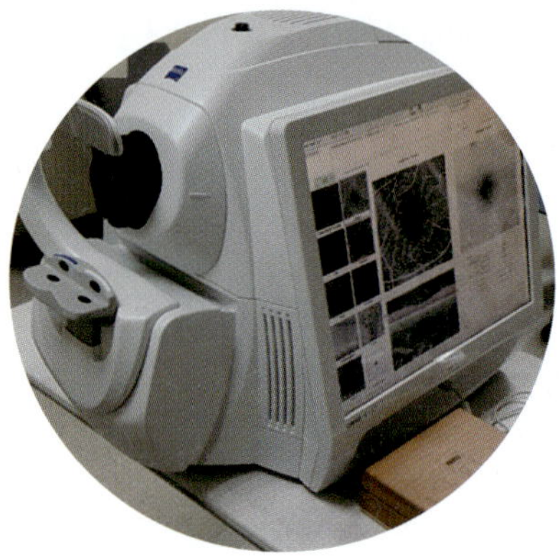

그림 10-6 **빛간섭단층촬영 검사**(Optical coherence tomography, OCT)

7) 형광 안저 조영술 검사(fluorescein angiography, FAG)

형광염료를 정맥주사하고 시간에 따라 순환되는 상태를 장비를 이용하여 망막 순환계를 촬영한다. 안저 질환의 진단 및 치료, 치료효과의 지속적인 관찰을 하기에 좋은 용도로 사용된다(그림 10-7).

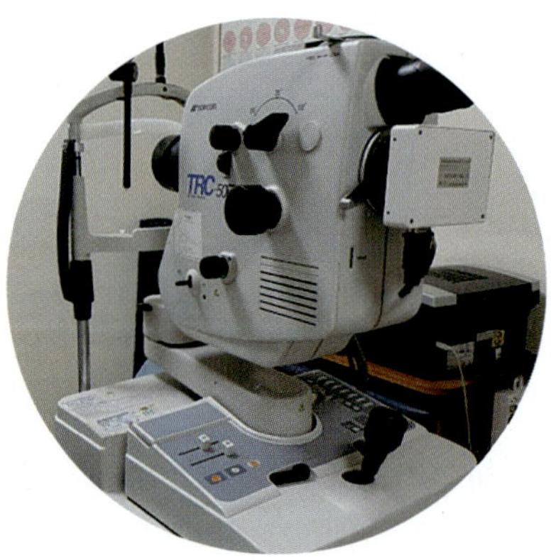

그림 10-7 **형광 안저 조영술 검사**(Fluorescein angiography, FAG)

3. 이비인후과 검사

1) 몸통 팔다리의 평형 검사(체간사지의 평형 검사)

신체평형은 감각기관(시각, 속귀의 평형감각, 심부감각)으로부터 제공되는 정보를 기초로 하여 중추신경에 의해서 운동기관(팔다리, 몸통의 근육)이 조절되는 반사경로를 통해 평형이 유지된다. 이러한 반사경로에 이상이 발생하면 신체평형의 장애가 초래된다.

몸통 팔다리의 평형 검사를 통하여 평형장애가 있는 부위 및 장애부위의 진단, 장애정도의 평가, 질환의 경과 및 치료효과의 평가 등이 가능하다. 이러한 몸통 팔다리의 평형기능 검사에는 정적 신체 평형 검사를 하는 직립 검사와 제자리(족답) 검사 등이 있다(그림 10-8).

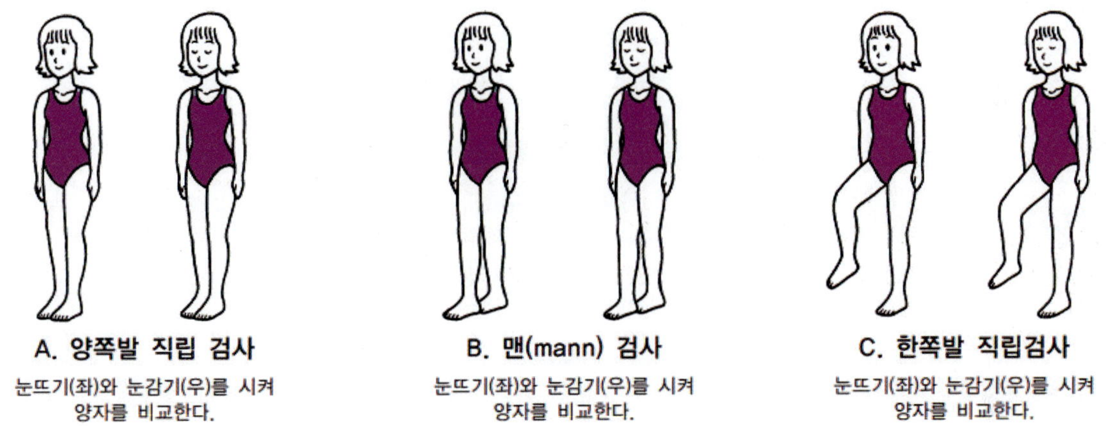

그림 10-8 몸통 팔다리의 평형 검사(체간사지의 평형 검사)

2) 청각 검사

청각검사법은 다양한 귀 질환을 진단하고 치료 방향과 치료 효과를 판정하는 기초가 되는 중요한 검사법이다(그림 10-9). 종류로는 순음청력검사, 보충(누가)현상, 청각피로검사 및 자기청력검사가 있다. 이중 순음청력검사는 청각검사 중 가장 기본적인 방법으로서 난청의 정도를 측정하고 경우에 따라서 난청의 유발 원인과 기전을 추정할 수 있으며 종류로는 소리가 전달되는 두 가지경로에 따라 기도음과 골도음을 측정하는 청력검사가 있다.

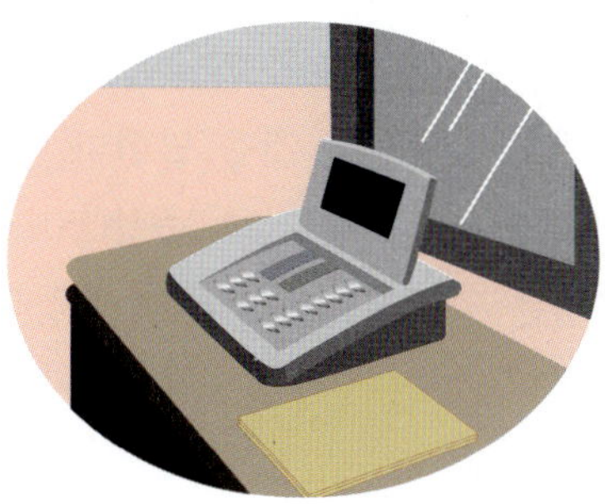

그림 10-9 청각 검사

3) 미각 검사

미각 수용기는 혀, 인두, 점막 내에 있는 맛봉오리(미뢰)로, 성곽유두(유곽유두)의 전방 2/3는 고실끈신경(고삭신경), 후방 1/3은 혀인두신경(설인신경)이 담당하고 있으며, 물렁입천장(연구개)은 큰피라밋신경(대추체신경), 인두와 후두는 미주신경이 담당한다. 따라서 각 부위에 대한 미각장애의 정도를 검사하는 것으로서 신경장애 부위, 정도의 판정 및 예후의 추정에서 매우 중요하다. 미각 검사에는 정성적(定性的) 미각 검사와 정량적(定量的) 미각 검사가 있다(그림 10-10).

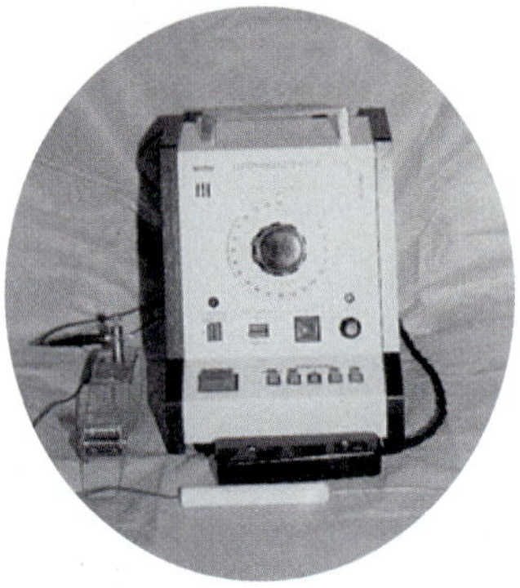

그림 10-10 **전기 미각계**

4) 후각 검사

코안(비강) 내의 위코선반(상비갑개) 내측에서부터 코중격(비중격)벽에 위치하는 후세포를 후각수용기라 한다. 후각장애는 코안에 염증이나 코점막이 부어 기계적 폐쇄가 있는 호흡성 후각장애, 후각세포 자체에 장애가 있는 후점막성 후각장애, 그리고 후각중추에 장애가 있는 신경성 후각장애로 분류된다.

후각 검사는 이러한 장애 부위와 장애정도의 평가에 도움이 된다. 후각 검사에는 기준 후력 검사법과 정맥성 후각 검사법이 있다.

4. 알레르기 검사

알레르기란 그리스어인 'allos'에서 유래되었다고 하며, 이는 '변형된 것'을 의미한다. 면역 체계의 후천적 민감도로서 신체의 면역 체계가 꽃가루, 먼지, 곰팡이 또는 음식 등 환경에 존재하는 하나 또는 그 이상의 일반적이고 보통의 무해한 물질에 대해 예민해지는 것을 말한다. 이러한 민감도는 면역 반응을 발생시켜 가벼운 증상(콧물, 눈물흘림, 재채기, 가려움증)에서 심각한 증상(두드러기, 호흡곤란, 아나필락시스 쇼크)에 이르기까지 다양한 증상을 유발한다. 증상은 일반적으로 알레르기 항원에 노출될 때 발생한다.

1) 알레르기 피부반응 검사(allergy skin test)

피부반응시험은 알레르기 질환의 원인 항원을 검색하는 데 가장 기본적인 진단 도구로 사용되고 있으며 비용이 적게 들고 민감도가 높으며 특이 알레르겐에 대한 IgE 항체의 존재를 확인하는 가장 간편하고 효과적인 방법이다. 종류에는 피부단자 검사(prick test), 소피검사(scratch test), 피내검사(intradermal test)등이 있다(그림 10-11).

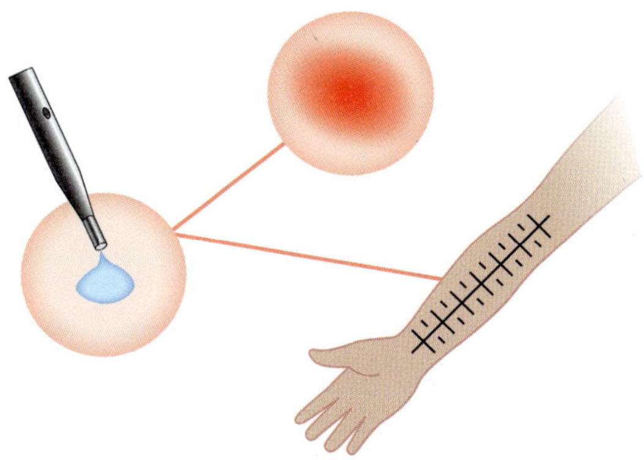

그림 10-11 **피부단자 검사(prick test)**

2) Mast 검사

여러 가지 알레르겐이 부착된 Mast pette라는 튜브에 환자의 혈청을 넣어 알레르겐과 특이IgE 항체를 결합시킨 후 효소가 부착된 항IgE 항체와 발광물질을 첨가하여 발광의 강도를 폴라로이드 필름에 감작시켜 발광계로 반정량적 측정을 한다.

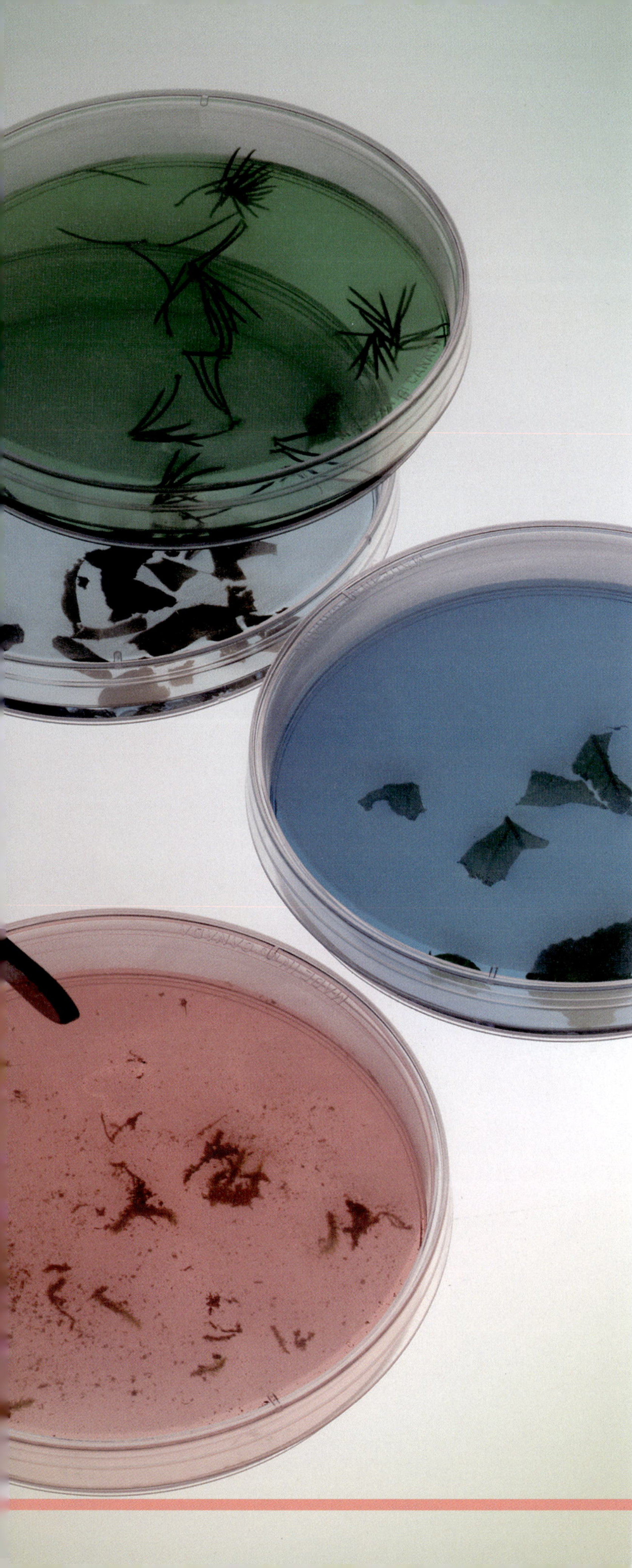

부 록

제1장 임상병리사의 개요

1. 임상병리사의 정의

보건의료인의 일원으로서 검체 또는 생체를 대상으로 병리적 · 생리적 상태의 예방 · 진단 예후 관찰 및 치료에 기여하고, 신뢰성을 보장하기 위하여 신속하고 정확한 검사결과를 제공하며, 검사결과의 연관성을 해석하고 현재 사용 중인 검사법의 평가와 개선을 꾀하여 새로운 검사법을 평가하는 보건의료전문가인 동시에 전문 의과학 기술인을 말한다. 국제적으로 임상병리사 자격은 Medical Technologist(또는 Clinical Laboratory Technologist, Medical Laboratory Technologist, Clinical Laboratory Scientist, Medical Laboratory Scientist)로 표현하고 있으며, Clinical Pathologic Technologist는 사용하고 있지 않다. 임상병리사의 전공은 Clinical Laboratory Science(또는 Clinical Laboratory Technology, Medical Laboratory Technology, Medical Laboratory Science, Biomedical Laboratory Science)로 표현하고 있다.

2. 임상병리사의 주요업무 & scope

의료기사란 의사 또는 치과의사의 지도 아래 진료나 의화학적(醫化學的) 검사에 종사하는 전문직업인이다. '임상병리사 업무'는 의료기사 등에 관한 법률에 의사 또는 치과의사의 지도를 받아 각종 화학적 또는 생리학적 검사업무에 종사한다고 명시되어 있다. '임상병리사 업무범위'의 경우 의료기사 등에 관한 법률 시행령에 의거하여 기생충학 · 미생물학 · 법의학 · 병리학 · 생화학 · 세포병리학 · 수혈의학 · 요화학 · 혈액학 · 혈청학 분야, 방사성 동위원소를 사용한 가검물 분야 및 기초대사 · 뇌파 · 심전도 · 심폐기능 등 생리기능 분야에서 검사업무를 수행하며 검사물 등의 채취 · 검사, 검사용 시약의 조제, 기계 · 기구 · 시약 등의 보관 · 관리 · 사용, 혈액의 채혈 · 제제 · 제조 · 조작 · 보존 · 공급 등에 관한 업무를 취급한다.

기타 생리기능에 관한 검사는 보건복지부장관 유권해석에 따라 유발전위검사, 근전도검사, 안전기생리검사, 전기생리검사, 전정기능검사, 신경전도검사, 뇌혈류/경동맥초음파검사, 심장초음파검사, 수면다원검사 등으로 분류할 수 있다.

진로분야		직무내용	관련 자격증	주요 취업 기관명
분야	직종			
보건	임상병리	진단검사의학과 – 혈액학검사 – 임상화학검사 – 핵의학검사 – 미생물검사 – 면역, 혈청학검사 – 뇨화학검사 – 수혈의학검사 – 세포검사 – 유전자검사	임상병리사(보건복지부), 미국임상병리사 면허 (미국임상병리학회), 국제세포병리사 (국제세포병리학회), 방사선동위원소 취급(감독)자 (과학기술부) 실험동물기술사 (한국실험동물학회), 위생사(보건복지부), 산업보건분석사 (산업인력관리공단)	종합병원, 병 · 의원, 한방병원, 보건직공무원, 혈액원, 보건소, 종합검진센터, 산업보건센터, 식품의약품안전청, 국립보건원 등
		임상생리검사 – 심전도검사 – 근전도검사 – 뇌파검사 – 초음파검사 – 폐기능검사		
		조직병리검사 – 일반조직검사 – 특수면역검사		

3. 임상병리사 윤리강령

우리 임상병리사는 존엄한 인간의 생명과 건강을 위하여 박애와 봉사의 정신으로 국민보건향상에 이바지하기 위해 다음 강령을 준수한다.

하나. 임상병리사는 고도의 의료과학수준을 유지하기 위하여 계속적인 학문연구와 기술개발을 도모하고 평생교육에 힘쓴다.

하나. 임상병리사는 신속 정확한 검사 성적을 위하여 최선의 방법과 노력을 경주한다.

하나. 임상병리사는 업무수행에 있어서 안전관리와 환경청결로 감염예방에 적극 노력한다.

하나. 임상병리사는 의료봉사를 행함에 있어서 직업의식에 충실하고 사회적 인식에 부응하는 품위를 지킨다.

하나. 임상병리사는 국민보건향상과 복지 사회구현의 일익을 담당하는 전문 직업인으로서의 긍지와 자부심을 갖는다.

하나. 임상병리사는 협동과 인화 단결로써 회원상호와 공동체의식으로 협회 발전에 솔선 참여한다.

4. 임상병리사의 자격(취득) 조건

임상병리사가 되기 위해서는 3년제 혹은 4년제 대학에서 임상병리학과를 졸업하고 한국보건의료인국가시험원에서 시행하는 임상병리사 국가시험에 합격한 후 보건복지부장관이 부여하는 국가면허증을 취득해야 한다. 임상병리사 국가시험은 연 1회 시행되고 있으며 필기시험의 경우 매과목 만점의 40% 이상, 전 과목 총점의 60% 이상 득점한 자를 합격자로 하고, 실기시험은 만점의 60% 이상 득점한자를 합격자로 한다.

1) 응시자격

다음 각 호의 자격이 있는 자가 응시할 수 있습니다.

① 취득하고자 하는 면허에 상응하는 보건의료에 관한 학문을 전공하는 대학 · 산업대학 또는 전문대학을 졸업한 자(※ 복수전공 불인정). 단, 졸업예정자의 경우 이듬해 2월 이전 졸업이 확인된 자이어야 하며 만일 동 기간 내에 졸업하지 못한 경우 합격이 취소됩니다.

② 보건복지부장관이 인정하는 외국에서 취득하고자 하는 면허에 상응하는 보건의료에 관한 학문을 전공하는 대학과 동등이상의 교육과정을 이수하고 외국의 해당 의료기사등의 면허를 받은 자. 다만, '95. 10. 6. 당시 보건사회부 장관이 인정하는 외국의 해당 전문대학 이상의 학교에 재학 중인 자는 그 해당 학교 졸업자.

다음 각 호에 해당하는 자는 응시할 수 없습니다.

① 정신건강증진 및 정신질환자 복지서비스 지원에 관한 법률(약칭 : 정신건강복지법) 제3조 제1호에 따른 정신질환자. 다만, 전문의가 의료기사 등으로서 적합하다고 인정하는 사람은 그러하지 아니하다.

② 마약 · 대마 또는 향정신성의약품 중독자

③ 피성년후견인, 피한정후견인

④ 의료기사 등에 관한 법률 또는 형법중 제234조 · 제269조 · 제270조제2항 내지 제4항 · 제317조제1항, 보건범죄단속에관한특별조치법, 지역보건법, 국민건강증진법, 후천성면역결핍증예방법, 의료법, 응급의료에관한법률, 시체해부및보존에관한법률, 혈액관리법, 마약류관리에관한법률, 모자보건법 또는 국민건강보험법에 위반하여 금고 이상의 실형의 선고를 받고 그 집행이 종료되지 아니하거나 면제되지 아니한 자

5. 국가시험 출제범위 및 시간표

1) 국가시험 출제범위

시험직종	임상병리사	적용기간	2015년도 제43회부터 ~ 별도 공지 시 까지		
시험직종	임상병리사란 사람으로부터 채취한 가검물이나 인체의 생리적 기능 변화를 과학적 방법으로 검사하여 질병의 진단, 예후 판정에 도움이 되도록 그 결과를 제공하는 전문 직업인이다.				
시험직종	객관식(5지 선다형)	문제 수(배점)	280문제(1점/1문제)	시험시간	245분

시험과목	분야	영역	세부영역
1. 의료관계 법규	1. 의료법	1. 의료인	
		2. 의료기관	
		3. 감독	
	2. 의료기사 등에 관한 법률	1. 의료기사의 업무범위	
		2. 면허 및 국가시험	
		3. 면허취소 및 자격정지	
		4. 보수교육	
		5. 벌칙	
	3. 감염병의 예방 및 관리에 관한 법률	1. 목적 및 정의	
		2. 신고 및 보고	
		3. 예방접종	
		4. 고위험병원체	
	4. 지역보건법	1. 보건소	
		2. 건강검진 등의 신고	
	5. 혈액관리법	1. 정의	
		2. 혈액관리업무	
		3. 혈액의 적격여부 검사	
		4. 특정수혈부작용	
2. 임상검사 이론 I	1. 공중보건학	1. 건강과 공중보건	1. 개념, 질병의 자연사 및 보건의료 실천 활동
		2. 환경위생 및 환경보건	1. 환경위생 및 환경보전
			2. 산업장 및 직업병 관리
			3. 식품위생관리(보존법)
		3. 역학 및 질병관리	1. 역학적 인자 및 조사방법
			2. 질병관리
		4. 보건관리	1. 보건행정 및 국민건강보험
			2. 보건사업

시험과목	분야	영역	세부영역
2. 임상검사 이론 I	2. 해부생리학	1. 해부학	1. 뼈대 및 근육의 명칭
			2. 순환기의 형태적 특징
			3. 소화기의 형태적 특징
			4. 호흡기의 형태적 특징
			5. 신경의 분류와 특징
		2. 생리학	1. 일반 및 근육 생리
			2. 순환 생리
			3. 호흡 생리
			4. 소화 생리
			5. 내분비 생리
	3. 조직병리학	1. 병리학	1. 세포손상 및 세포적응
			2. 순환장애
			3. 염증과 수복
			4. 종양(tumor)
			5. 유전질환
		2. 조직학	1. 현미경 및 기관의 현미경적 구조
			2. 상피 조직
			3. 결합 조직
			4. 신경 조직
			5. 근육 조직
		3. 조직검사학	1. 조직검체 및 육안검사
			2. 조직의 고정
			3. 일반조직 및 뼈조직 절편제작
			4. 염색이론 및 헤마톡실린-에오신
			5. 결합조직 및 핵산염색
			6. 탄수화물염색
			7. 지질염색, 유전분염색, 생체색소염색, 병원미생물염색
			8. 면역 및 효소조직화학
			9. 분자병리 및 전자현미경검사
		4. 진단세포학	1. 진단세포학의 정의
			2. 세포검체처리, 세포도말고정 및 염색
			3. 여성생식 조직 및 세포학
			4. 내분비 세포평가
			5. 염증성 및 양성증식성 변화
			6. 자궁의 상피성 병변
			7. 세포검사 결과보고

시험과목	분야	영역	세부영역
2. 임상검사 이론 I	4. 임상생리학	1. 심전도 검사	1. 심전도검사의 기초
			2. 심전도 파형
			3. 표준 12유도법
			4. 심전도 소견의 특징
			5. 심전도 기록
			6. 심전도 측정법
			7. 24시간 심전도
			8. 부하 심전도
		2. 뇌파검사	1. 뇌파검사의 기초
			2. 뇌파 소견의 특징
			3. 뇌파 기록
			4. 뇌파의 부활법
			5. 인공산물의 원인 및 제거법
			6. 수면다원검사
		3. 근전도검사	1. 신경전도검사의 기초
			2. 신경전도검사법
			3. 유발전위검사
		4. 호흡계 및 기타 생리학적 검사	1. 폐기능검사의 기초
			2. 폐활량 및 최대환기량 검사법
			3. 노력성폐활량 검사법(FVC)
			4. 폐활량검사의 평가
			5. 기타 폐기능검사
			6. 기타 생리검사
		5. 초음파검사 (심장, 뇌혈류)	1. 초음파검사의 기초
			2. B모드(2-D) 심초음파
			3. M모드 심초음파
			4. 도플러 심초음파
			5. 뇌혈류검사의 기초
			6. 뇌혈류 초음파 검사창
3. 임상검사이론 II	1. 임상화학	1. 기초 임상화학	1. 검체의 보존 및 안정성
			2. 용량기구, 초자기구, 일반기구
			3. SI 단위, 단위 전환, 용액의 제조
			4. 질관리와 통계
		2. 검사기기학	1. 자동화학분석기
			2. 광학분석기
			3. 분리분석법
			4. 이온선택전극법

시험과목	분야	영역	세부영역
3. 임상검사이론 II	1. 임상화학	3. 분석 임상화학	1. 단백질과 전기영동
			2. 비단백질소 화합물검사
			3. 지질검사
			4. 전해질, 산-염기평형 및 혈액가스검사
			5. 효소검사
			6. 탄수화물검사
			7. 부신호르몬검사 및 비타민
			8. 약물검사
			9. 기능 및 표지자검사
		4. 요검사 및 체액검사	1. 요검사 개요
			2. 요의 물리 · 화학적 검사
			3. 현미경적 검사
			4. 대사질환 요검사
			5. 체액의화학적 검사
		5. 핵의학검사	1. 핵의학 기초이론 및 안전관리
			2. 핵의학적 검사
	2. 혈액학	1. 기초혈액학	1. 조혈, 적혈구계 성숙과 대사
			2. 혈색소, 철
			3. 비정상 적혈구
			4. 백혈구 성숙
			5. 비정상 백혈구
			6. 거대핵세포 및 혈소판
			7. 지혈기전, 응고활성과 억제인자
			8. 적혈구계 질환
			9. 백혈구계 질환
			10. 출혈성 질환
		2. 혈액학적 검사	1. 채혈과 항응고제, 일반혈액학, 체액세포 검사
			2. 자동 혈액학 검사
			3. 특수 혈액학 검사
			4. 골수검사 및 특수 염색
			5. 혈소판 기능 및 응고계 검사
			6. 유세포분석(흐름세포측정), 염색체 분자생물학적 검사
		3. 수혈학	1. 혈액형 항원과 항체
			2. ABO 혈액형
			3. Rh 혈액형 및 기타 혈액형
			4. 헌혈
			5. 혈액 성분제제

시험과목	분야	영역	세부영역
3. 임상검사이론 II	2. 혈액학	3. 수혈학	6. 수혈 요법 및 수혈부작용
			7. 항글로불린검사
			8. 수혈 전 검사(항체선별, 동정, 교차시험)
			9. 흡착, 해리, 타액, HLA, 혈액형 분자유전학적 검사
			10. 질관리
	3. 임상미생물학	1. 임상세균학	1. 멸균과 항균요법
			2. 감염예방
			3. 산소성(호기성) 또는 조건무산소성(통성혐기성) 그람양성 알균
			4. 산소성(호기성) 그람음성 알균
			5. 산소성(호기성) 그람양성 막대균
			6. 장내세균과
			7. 비브리오과
			8. 포도당비발효 그람음성 막대균
			9. 영양요구성이 까다로운 그람음성막대균
			10. 무산소성(혐기성) 세균
			11. 미세산소성 세균
			12. 세균분자진단
		2. 진균학	1. 효모
			2. 표재성 및 피부진균증
			3. 피하진균증
		3. 바이러스학	1. 바이러스 구조 및 분류
			2. DNA 바이러스
			3. RNA 바이러스
		4. 기생충학	1. 원충류
			2. 연충류(Helminth)
		5. 임상면역학	1. 면역기전 및 분류
			2. 항원, 항체 및 보체
			3. B림프구와 T림프구
			4. 이식면역
			5. 과민반응, 관용 및 자가면역
			6. 종양면역 및 면역결핍
		6. 임상혈청학	1. 혈청검사실내 검체처리 및 안전
			2. 항원항체반응
			3. 매독진단
			4. 바이러스성 간염 진단
			5. 후천성 면역결핍증후군
			6. 자가면역질환

시험과목	분야	영역	세부영역
4. 실기시험	1. 조직 · 세포병리 검사	1. 조직병리검사	1. 육안조직검사 및 고정
			2. 동결절편제작 및 탈회방법(감염관리 포함)
			3. 조직절편제작
			4. 일반염색방법 및 조직(염증, 괴사 포함)
			5. 특수조직화학염색방법(효소조직화학염색방법 포함)
			6. 면역조직화학염색방법
			7. 분자병리검사방법(전자현미경검사방법)
		2. 세포병리검사	1. 상피세포 및 여성생식기 구조
			2. 세포도말표본 제작방법
			3. 세포염색표본 제작방법
			4. 호르몬평가 및 염색체이상
			5. 부인과 염증성 및 양성증식성 병변
			6. 부인과 상피성 병변
			7. Bethesda 체계 및 진단 질관리
	2. 임상화학검사	1. 요화학검사	1. 콩팥의 구조와 기능 및 물리적 검사
			2. 요의 화학적 검사
			3. 요검사의 현미경적 검사
		2. 임상화학 검사	1. 검체 취급과 시약의 조제 및 관리
			2. 용량 기구 및 일반 기기 관리
			3. 단백 및 비단백질소 화합물 검사(비타민검사 포함)
			4. 탄수화물, 지질, 효소 검사
			5. 약물 농도 검사
			6. 전해질, 산염기 평형과 혈액가스 검사
			7. 전기영동 검사
			8. 기능, 표지자 검사
			9. 분석 기기
			10. 체액검사
			11. 질 관리
		3. 핵의학적 검사	1. 핵의학 체외검사
			2. 방사선 안전 및 폐기물 관리
	3. 혈액학검사	1. 혈액학검사	1. 채혈 및 검체처리
			2. 일반 혈액학검사 및 체액검사
			3. 특수 혈액학검사
			4. 골수검사
			5. 염색체검사

시험과목	분야	영역	세부영역
4. 실기시험	3. 혈액학검사	1. 혈액학검사	6. 혈액응고검사
			7. 질관리
		2. 혈액은행(수혈)검사	1. 혈액형 검사, 불일치 해결
			2. 수혈 전 검사
			3. 헌혈, 혈액성분제제관리, 혈액성분채집술
			4. 수혈 후 검사, 질관리(혈액제제, 장비, 시약)
	4. 임상미생물검사	1. 임상세균검사	1. 검체별 염색 검사 및 배양 방법
			2. 동정에 이용되는 생물화학적 성상
			3. 병원성 세균의 분리 동정
		1. 임상세균검사	4. 항균제 감수성검사
			5. 질관리(검사, 항균제, 장비), 멸균, 감염관리
		2. 진균검사	1. 검체의 직접검사 및 효모진단
			2. 진균배양 및 형태학적 진단
		3. 바이러스검사	1. 바이러스 구조, 배양, 진단
			2. 바이러스 분자진단검사
		4. 기생충검사	1. 기생충 검사법 및 감별진단(원충류, 선충류, 조충류, 흡충류)
			2. 혈액기생충 감별진단
		5. 면역혈청검사	1. 기초실험(희석, 검체처리, 감염관리)
			2. immunoassay 방법론
			3. 발열성 질환, 간염, HIV 질환 및 알레르기검사
			4. 이식면역, 자가면역, 분자면역 및 종양면역검사

■ 시험과목

시험종별	시험과목수	문제수	배점	총점	문제형식
필기	3	215	1점/1문제	215점	객관식5지선다형
실기	1	65	1점/1문제	65점	객관식5지선다형

■ 시험시간표

구분	시험과목(문제수)	교시별 문제수	시험형식	입장시간	시험시간
1교시	1. 의료관계법규 (20) 2. 임상검사이론 I (80)	100	객관식	~8:30	9:00~10:25 (85분)
2교시	1. 임상검사이론 II (115)	115	객관식	~10:45	10:55~12:30 (95분)
3교시	1. 실기시험 (65)	65	객관식	~12:50	13:00~14:05 (65분)

■ 필기시험(215문제)

교시	출제문항수	세부과목 문항수
1교시	100	의료관계법규(20), 공중보건학(10), 해부생리학(10) 조직병리학(30), 임상생리학(30)
2교시	115	임상화학(38), 혈액학(23), 혈액은행(12), 임상미생물학(22) 진균/바이러스학(6), 기생충학(3), 면역혈청학(11)

■ 실기시험(65문제)

교시	출제문항수	세부과목 문항수
3교시	65	조직검사학(6), 병리학(3), 진단세포학(7), 임상화학(11), 요화학 및 체액검사(3), 핵의학(2) 혈액학(11), 혈액은행(5), 임상세균학(7), 진균학(2), 바이러스학(2), 기생충학(2), 면역혈청학(4)

■ 합격기준

필기시험 : 매 과목 만점의 40퍼센트 이상, 전 과목 총점의 60%(129문제/215문제) 이상 득점한 자를 합격자로 함.

실기시험 : 만점의 60%(39문제/65문제) 이상 득점한자를 합격자로 함.

6. 전문 임상병리사제도

사단법인 대한임상병리사협회정관 제4조」전문임상병리사제도 운영규정에 전문임상병리사라 함은 임상병리검사학의전문교육과정을 통하여 해당 분야의 전문적 지식과 기술을 습득하고, 소정의 시험절차를 거쳐 합격한 후 해당 전문분야의 검사 실무를 담당할 수 있는 임상병리사를 말한다.

전문임상병리사(specialized medical technologist) 종별은 협회가 주관하여 자격인정하는 혈액전문임상병리사, 수혈전문임상병리사, 화학전문임상병리사, 면역전문임상병리사, 미생물전문임상병리사, 조직전문임상병리사, 핵의학전문임상병리사가 있으며 유관단체 학회에서 자격인정하는 세포병리사, 육안병리사가 있다.

제2장 임상병리사의 비전 및 전망

1. 임상병리사의 비전

① 타 직종에 비해 진로분야가 다양하다.
② 근무시간이 짧고 규칙적이며 정시에 퇴근한다.
③ 타 직업에 비해 취업경쟁력이 심하지 않은 편이다.
④ 타 직종에 비해 임금이 높으며 이직률이 가장 낮다.
⑤ 고용 시 양성평등이 잘 이루어지는 것으로 나타났다.
⑥ 타 직종에 비해 정신적 육체적 스트레스가 심하지 않은 편이다.
⑦ 의료기사 분야 중 종합병원 및 상급종합병원에 종사자가 가장 많다.

2. 임상병리학과 전망

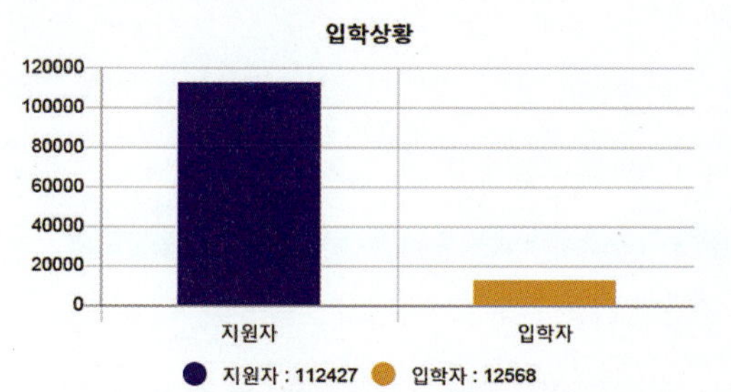

[자료 : 한국교육개발원, 교육통계(2019), 보건]

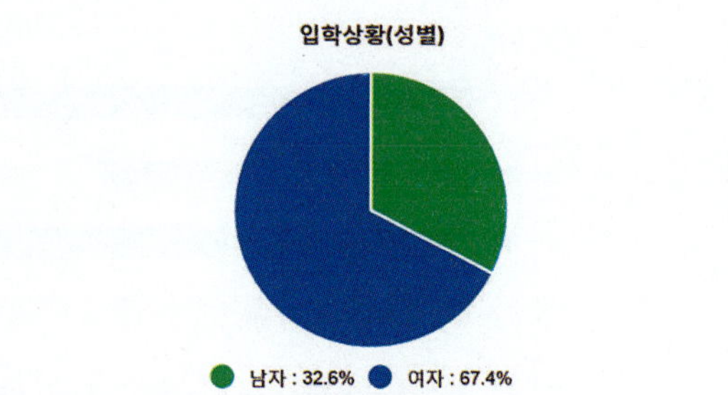

[자료 : 한국교육개발원, 교육통계(2019), 보건]

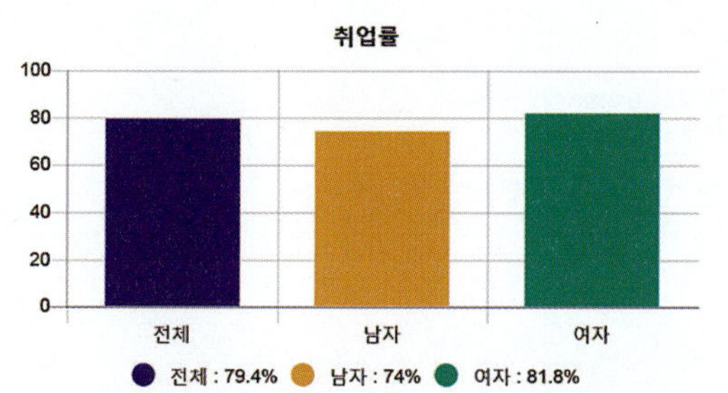

[자료 : 한국교육개발원, 취업통계(2017), 보건]

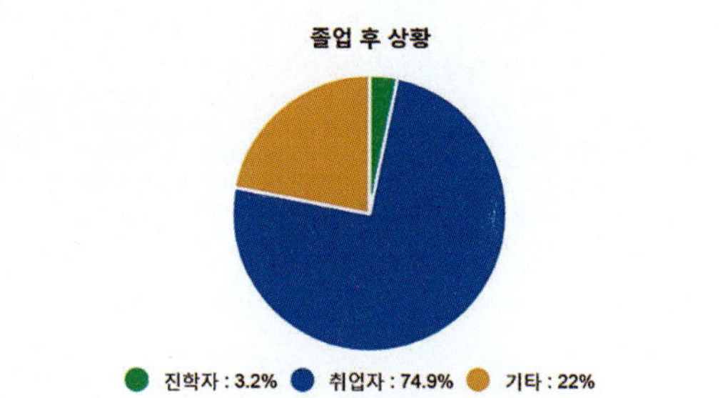

[자료 : 한국교육개발원, 취업통계(2017), 보건]

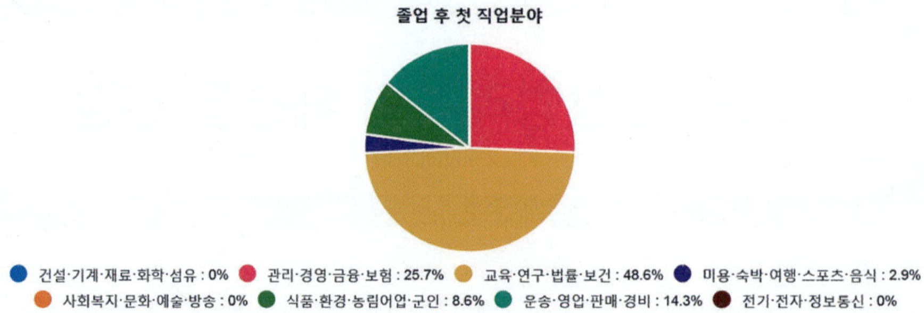

[자료 : 한국고용정보원, 대졸자 직업이동 경로조사(2017), 보건학]

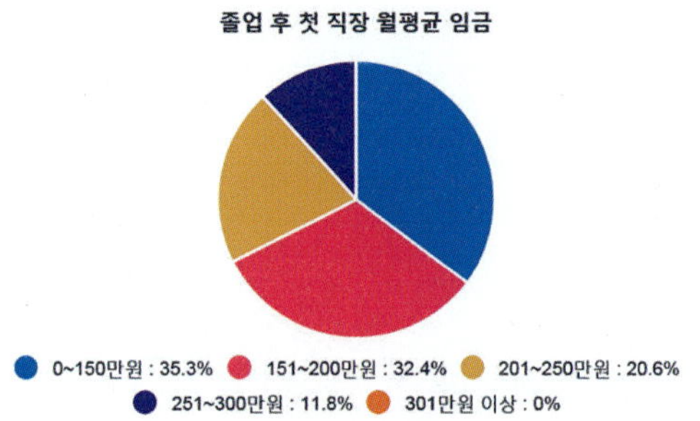

[자료 : 한국고용정보원, 대졸자 직업이동 경로조사(2017), 보건학]

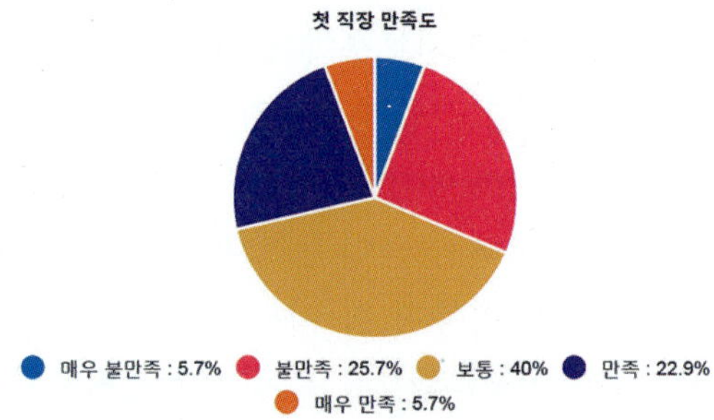

[자료 : 한국고용정보원, 대졸자 직업이동 경로조사(2017), 보건학]

※ 첫직장임금(월)-평균값 176.7 만원

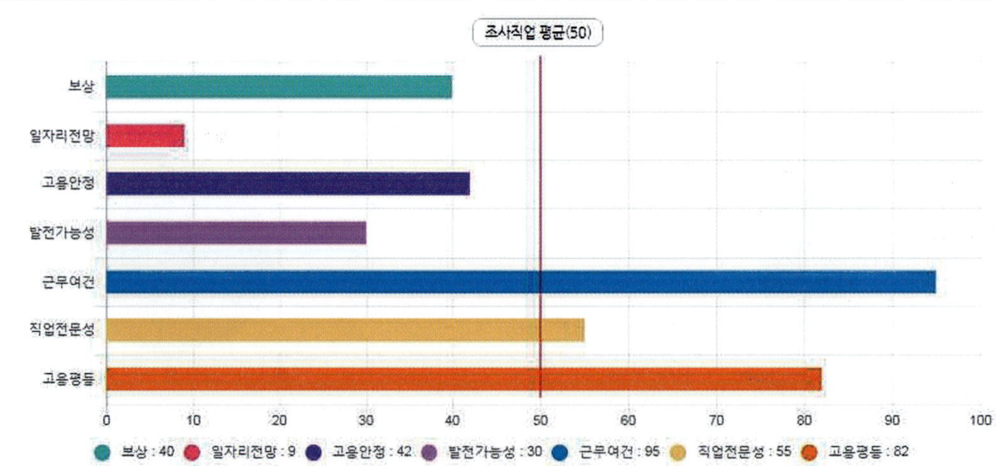

- 임상 병리사는 다른 직업과 비교하여 임금이 높은 편이다.
- 의료기기의 첨단화, 자동화로 인해 일자리의 창출과 성장이 매우 제한적이다. 그러나 취업경쟁은 심하지 않은 편이다.
- 정규고용의 수준은 평균에 비해 낮게 나타났으며 승진 및 직장이동의 가능성 또한 낮게 평가된다.
- 근무시간이 짧고 규칙적으로, 정신적·육체적 스트레스가 심하지 않은 편이다.
- 일정 수준의 전문지식이 필요하지만 업무권한은 제한적인 것으로 나타났다. 사회봉사나 소명의식의 수준은 평균에 비해 높게 나타났다.
- 고용 시 양성평등이 잘 이루어지는 것으로 나타났다.

[한국의 직업지표, 2014]

3. 기관별 의료기사 종사현황

1) 상급 종합병원

인력현황별	2015	2016	2017	2018	2019	2020
임상병리사	3,593	4,564	4,659	4,601	4,654	5,277
방사선사	3,079	3,989	4,030	3,950	4,084	4,604
치과기공사	82	71	64	60	62	63
치과위생사	311	376	359	344	353	363
보건의료정보관리사	518	683	709	705	688	803
동위원소취급자(일반)	194	254	254	257	262	296
동위원소취급자(특수)	97	84	85	84	85	86
방사선취급감독자	35	34	34	35	37	34
조혈모세포이식담당자	49	71	70	69	68	95
안경사	–	–	59	58	60	71
정신건강전문요원	222	264	256	263	266	283

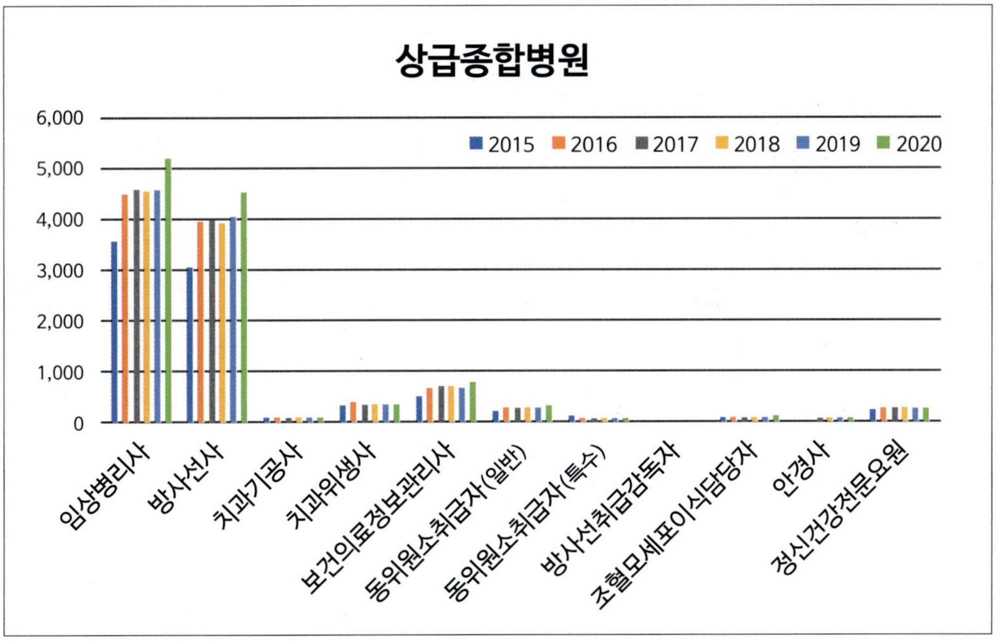

2) 종합병원

인력현황별	2015	2016	2017	2018	2019	2020
임상병리사	4,752	5,807	6,128	6,401	6,693	7,491
방사선사	4,244	5,137	5,403	5,599	5,852	6,664
치과기공사	47	57	60	60	62	48
치과위생사	579	804	838	882	906	969
보건의료정보관리사	970	1,161	1,206	1,234	1,301	1,452
동위원소취급자(일반)	169	210	211	212	213	274
동위원소취급자(특수)	108	107	109	108	108	98
방사선취급감독자	64	58	55	53	51	46
조혈모세포이식담당자	7	6	5	7	7	9
안경사	–	–	65	70	79	171
정신건강전문요원	234	240	239	252	263	308

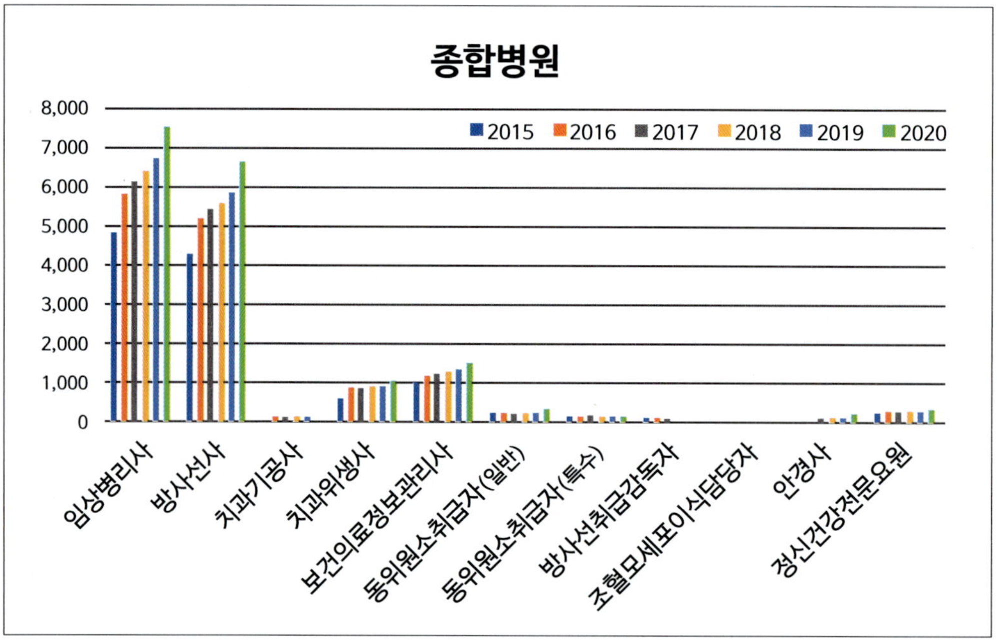

3) 병원

인력현황별	2015	2016	2017	2018	2019	2020
임상병리사	2,794	2,855	3,026	3,099	3,164	3,519
방사선사	3,757	3,836	4,139	4,218	4,379	4,713
치과기공사	13	16	20	22	18	20
치과위생사	114	143	140	142	163	200
보건의료정보관리사	934	887	883	890	885	851
동위원소취급자(일반)	14	13	15	15	13	52
동위원소취급자(특수)	8	9	12	12	10	8
방사선취급감독자	55	52	41	41	40	37
조혈모세포이식담당자	0	0	3	3	3	3
안경사	–	–	78	96	102	260
정신건강전문요원	1,294	1,194	676	682	657	590

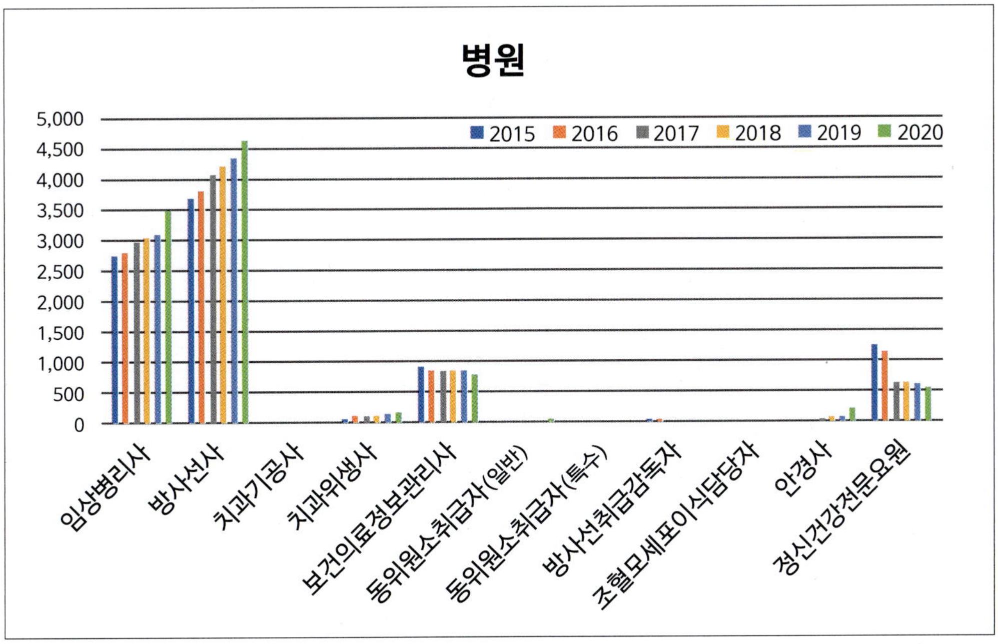

4) 의원

인력현황별	2015	2016	2017	2018	2019	2020
임상병리사	6,483	6,498	6,563	6,626	6,870	7,728
방사선사	7,284	7,623	7,899	8,085	8,626	9,590
치과기공사	0	0	0	0	2	2
치과위생사	17	16	20	21	23	23
보건의료정보관리사	451	448	438	441	421	455
동위원소취급자(일반)	27	31	37	35	34	43
동위원소취급자(특수)	21	24	24	21	21	21
방사선취급감독자	48	51	48	45	49	50
조혈모세포이식담당자	0	0	0	0	0	0
안경사	–	–	168	282	410	1,297
정신건강전문요원	106	113	116	117	130	155

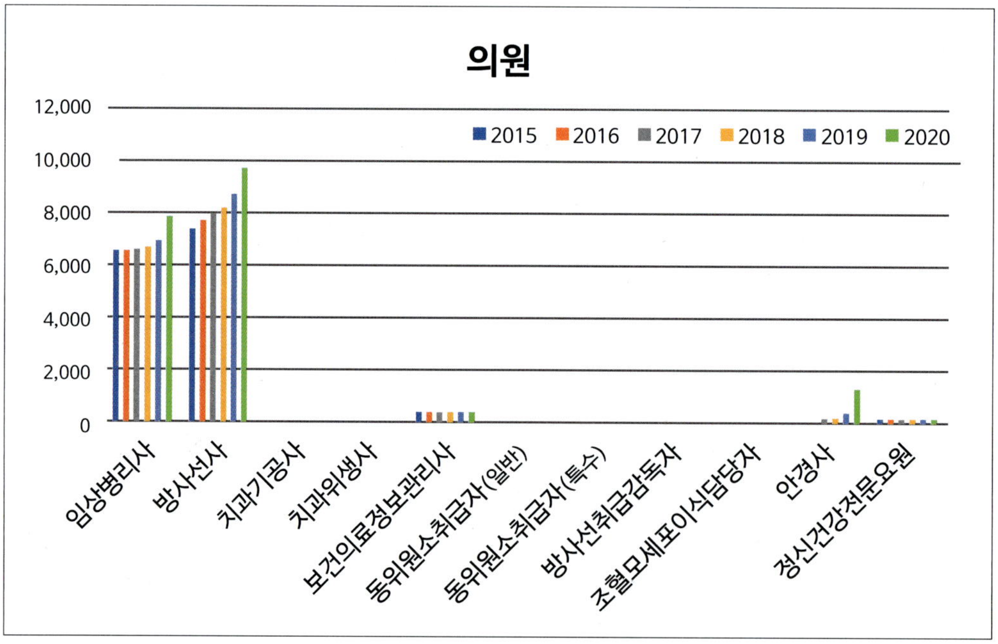

5) 보건소

인력현황별	2015	2016	2017	2018	2019	2020
임상병리사	684	683	683	685	686	686
방사선사	429	428	429	430	429	429
치과기공사	2	2	2	2	2	2
치과위생사	434	434	434	434	434	434
보건의료정보관리사	11	11	12	12	12	12
동위원소취급자(일반)	0	0	0	0	0	0
동위원소취급자(특수)	4	4	4	4	4	4
방사선취급감독자	4	4	4	4	4	4
조혈모세포이식담당자	0	0	0	0	0	0
안경사	–	–	0	0	0	0
정신건강전문요원	2	2	2	2	2	4

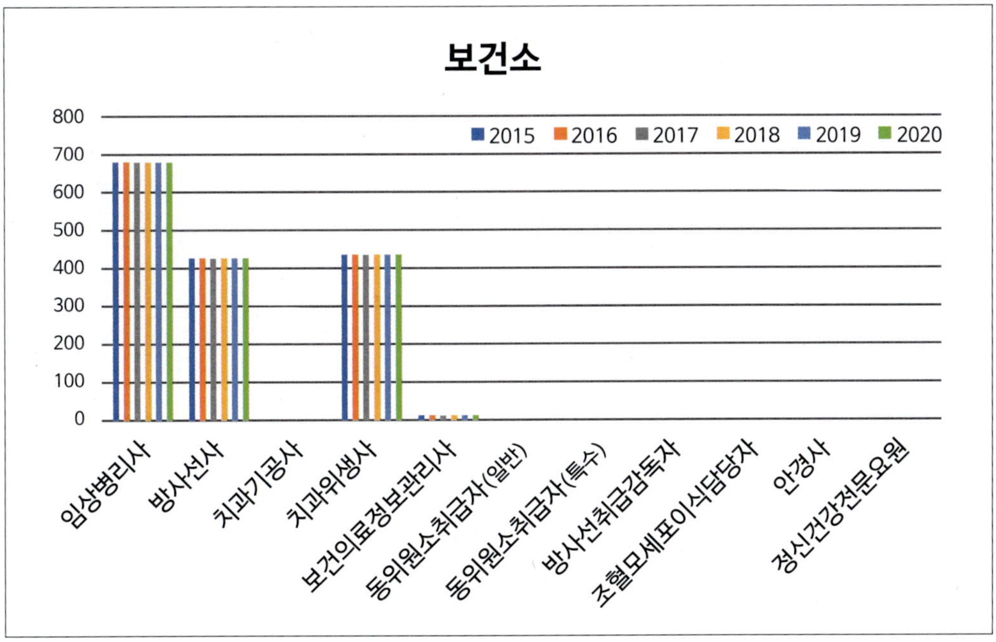

■ 의료기사중 상급종합병원과 종합병원에 가장 많이 근무하는 직종은 임상병리사이며, 보건소에서도 많은 인력이 진출해 있다. 아울러, 의원 및 병원에는 방사선사가 많이 진출해 있고 지속적으로 인력이 증가하는 것을 알 수 있다.

4. 임상병리사의 진출분야

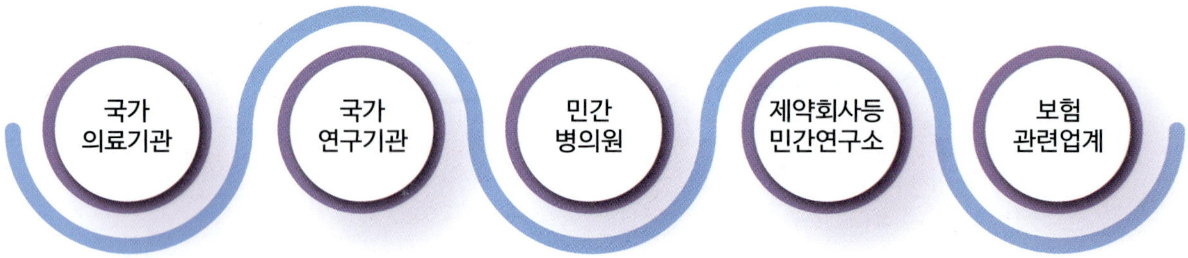

임상병리사의 전문성과 위상이 증대됨에 따라 임상병리사의 진출분야도 병원이라는 한정적인 공간에서 벗어나 각종 연구소와 산업체, 제약 컨설팅 분야로 확대되고 있다.

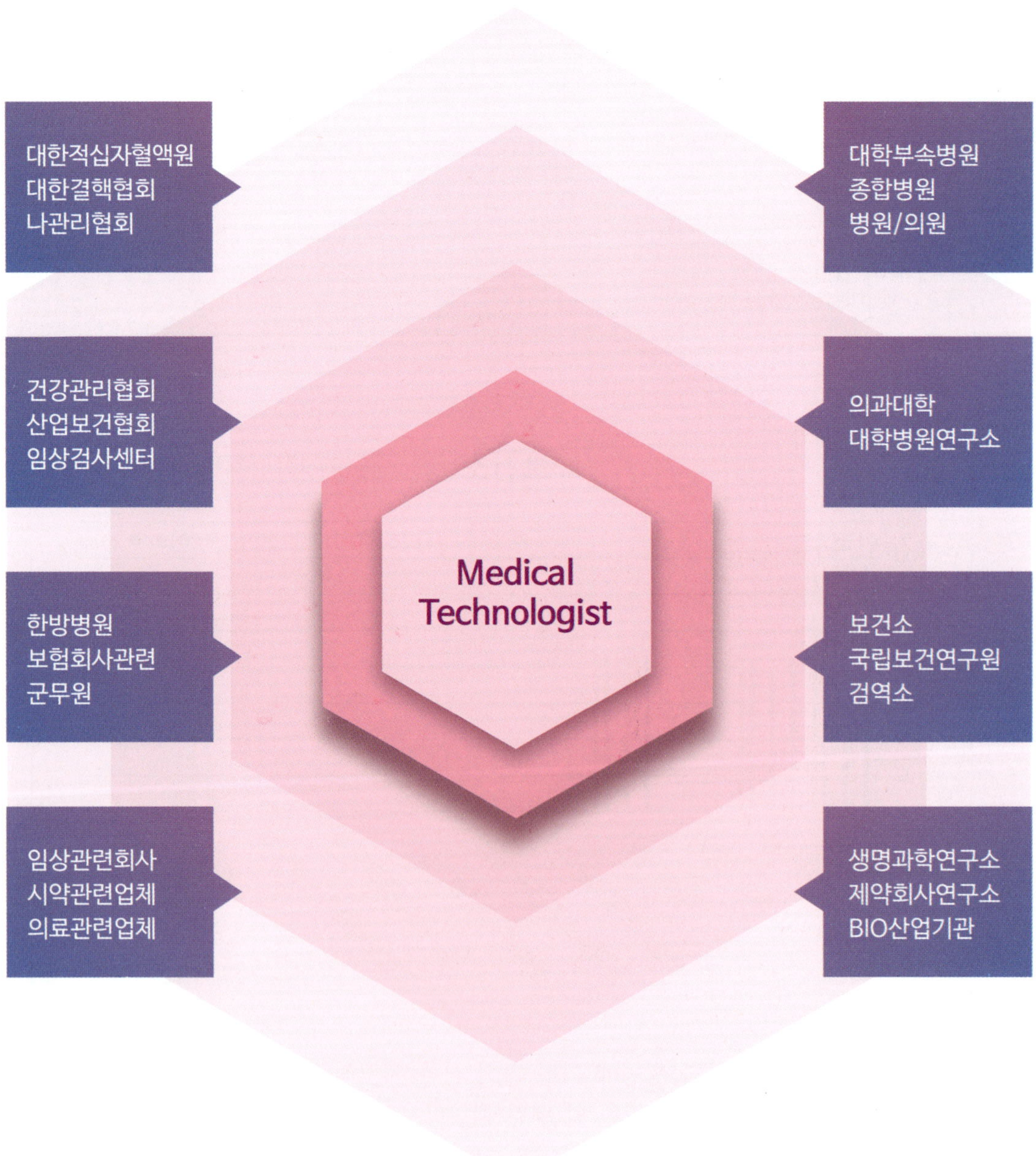

5. 임금 정보

보건의료노조는 지난 2009년부터 2022년까지 노조가 진행한 실태조사 중 조합원 23만9,211명이 입력한 2008년부터 2021년의 임금자료를 분석한 결과에 의하면 임상병리사의 평균 연봉은 2010년 4,145만원에서 2021년 5,251만원으로 11년간 약 27% 증가하였다. (자료출처: 보건의료노조) 임상병리사의 임금은 지난 11년간 지속적인 증가세를 유지하며 전문 의료 직종으로서의 입지를 공고히 하고 있음을 보여준다.

특히, 진단 검사 및 바이오헬스 산업이 발전하면서 임상병리사의 역할이 확대될 것으로 예상되며, 앞으로도 안정적인 임금 상승이 기대된다.

6. 직업 유망성

75%

※ 직업유망성은 해당 직업의 일자리 증가 가능성, 발전가능성 및 고용안정에 대해 재직자가 느끼는 생각을 종합하여 100점 만점으로 환산한 값이다.

7. 일자리 전망

한국고용정보원의 자료에 따르면, 임상병리사의 고용은 향후 다소 증가할 것으로 전망됩니다. 「2016~2026 중장기 인력수급전망」(한국고용정보원, 2016)에 따르면, 임상병리사는 2016년 약 23.6천명에서 2026년 약 28.1천명으로, 향후 10년간 약 4.5천명(연평균 1.8%) 정도 증가할 것으로 전망된다.

임상병리학과가 개설된 대학은 3년제와 4년제를 합하면 약 50개가 넘는데 매년 임상병리 면허 취득자가 약 2,000명 이상 배출되고 있다. 한해에 배출되는 임상병리사 면허취득자가 많지만 현재 취업처가 많지 않아 일자리 경쟁이 매우 치열하다. 임상병리사들은 임금과 근로조건, 수행업무가 전문적인 종합병원이나 대학병원 근무를 희망하지만 해당 일자리는 한정되어 있다. 단순한 검사는 수탁검사기관 등 전문 검사실을 활용하는 경우가 많아지면서 병원 내 채용보다는 검사기관의 채용이 늘어나고 있다. 또한 정보통신 및 기술발전으로 인해 자동화시스템이나 검사기기 등이 구축되며 임상병리사의 시장 수요는 감소하고 있으며 향후 기술발전으로 인해 검사 기법이나 속도가 향상될 경우 임상병리사에 대한 수요는 감소할 수 있다.

▶ 증가(0%), 다소 증가(20%), 유지(27%), 다소 감소(53%), 감소(0%) 〈조사년도 : 2018년〉

※ 일자리전망은 직업당 평균 30명의 재직자를 대상으로 향후 5년간 일자리 변화에 대해 물은 설문조사한 결과입니다. 재직자 개인 및 전문가의 견해에 따라 차이가 있을 수 있으므로, 직업간 비교를 위한 참고자료로 활용하기 바란다.

[능력 / 지식 / 환경]

■ 업무수행능력 중요도

중요도	성격	설명
97	장비의 유지	장비에 대한 일상적인 유지보수를 하고 장비를 유지하기 위해 언제 어떤 종류의 조취를 취해야 하는가를 안다
96	장비 선정	업무를 수행하는데 필요한 도구나 장비를 결정한다
94	시력	먼 곳이나 가까운 것을 보기 위해 눈을 사용한다
93	기술 분석	새로운 방법을 고안하고 기존의 방법을 개선하기 위해서 현재 사용되는 도구와 기술을 분석한다
91	조작 및 통제	장비 혹은 시스템을 조작하고 통제한다
91	가르치기	다른 사람들에게 일하는 방법에 대해 가르친다
91	반응시간과 속도	신호에 빠르게 반응하거나 신체를 신속히 움직인다
90	학습전략	새로운 것을 배우거나 가르칠 때 적절한 방법을 활용한다
90	움직임 통제	신체를 사용하여 기계나 기구를 정확한 위치로 빠르게 움직인다

■ 지식 중요도

중요도	성격	설명
98	생물	동 · 식물 또는 생명현상에 관한 지식
95	화학	물질의 구성, 구조, 특성, 화학적 변화과정에 관한 지식
79	기계	기계와 도구를 사용하고, 수리 · 유지하는 것과 관련된 지식
79	영어	영어를 읽고, 쓰고, 듣고, 말하는데 필요한 지식
74	교육 및 훈련	사람을 가르치고 훈련시키는데 필요한 방법 및 이론에 관한 지식
67	물리	공기, 물, 빛, 열, 전기이론 및 자연현상에 관한 지식
59	안전과 보안	사람들과 재산을 보호하기 위해 필요한 지식
45	고객서비스	고객에게 서비스를 제공하는데 필요한 지식(고객의 욕구평가, 고객의 만족도 평가, 서비스 기준 설정 등)

■ 지식 수준

중요도	성격	설명
98	의료	질병이나 치아의 질환 여부를 진단하고 치료하는 것에 관한 지식
85	생물	동 · 식물 또는 생명현상에 관한 지식
75	화학	물질의 구성, 구조, 특성, 화학적 변환과정에 관한 지식
74	역사	역사적 사건과 원인 그리고 유적에 관한 지식
54	의사소통과 미디어	말, 글, 그림 등을 이메일이나 방송매체를 통해 전달하는 것에 관한 지식

■ 업무환경

중요도	성격	설명
100	질병 혹은 감염 위험 노출	질병 혹은 병균에 노출되는 빈도
99	실수의 심각성	실수 결과의 심각성
97	자동화 정도	업무의 자동화 정도
93	정확성, 정밀성 유지	업무 수행을 위해 정밀하거나 정확한 것의 중요성
91	장비 속도에 보조 맞추기	장비 혹은 기계의 속도에 보조를 맞추는 것의 중요성
91	반복적인 신체행동, 정신적 활동	지속적이고 반복적인 신체적 행동이나 정신적 활동의 중요성
91	보호장비 착용	업무 수행 시 보호장비(안전화, 보안경, 장갑, 귀마개, 안전모, 구명조끼, 전신보호복 등) 착용 정도
90	사물, 도구, 조종 장치를 다루기 위해 손사용	손으로 사물, 도구 혹은 조종 장치를 다루면서 근무하는 빈도

[성격 / 흥미 / 가치관]

■ 성격

중요도	성격	설명
87	분석적 사고	문제에 대한 답을 구하기 위해 정보를 분석하거나 논리를 사용한다
85	타인에 대한 배려	다른 사람들의 욕구나 느낌에 민감하며 타인을 이해하고 도와주려 한다
83	적응성/융통성	변화와 가지각색의 다양성에 대하여 개방적이다
78	사회성	혼자 일하기 보다는 사람들과 일하는 것을 좋아하며 타인들과 개인적인 유대관계를 형성한다
69	신뢰성	믿을 수 있고, 자신이 맡은 책무를 완수한다
69	혁신	새로운 아이디어를 산출하거나 어떤 문제를 해결하기 위해 기발한 아이디어나 대안을 생각해낸다
64	정직성	솔직하고 도덕적이다
63	책임과 진취성	책임을 기꺼이 받아들이고 도전하려 한다

■ 흥미

중요도	성격	설명
99	탐구형 (investigative)	물리적, 생물학적 혹은 문화적 현상들에 대해 호기심을 가지고 관찰하는 것을 즐긴다
95	현실형 (realistic)	사물, 도구, 기계 및 동물들에 대한 명확하고 질서정연하며 체계적인 조작을 필요로 하는 활동들을 선호한다
89	진취형 (enterprising)	조직적인 목표나 경제적인 이익을 얻기 위한 다른 사람과의 상호작용 활동을 선호한다
88	사회형 (social)	다른 사람들을 훈련시키고, 발달시키고, 치료해주기 위한 활동들을 선호한다
72	관습형 (conventional)	자료에 대한 명확하고, 질서정연하며 체계적인 조작을 필요로 하는 활동들을 선호한다
64	예술형 (artistic)	예술적 형태를 창조해내는 신체적, 언어적 활동이나 자유스러우며 체계화되지 않은 활동들을 선호한다

■ 직업가치관

중요도	성격	설명
80	고용안정	고용이 안정되어 있어서 정년까지 일할 수 있다
68	타인에 대한 영향	타인에 대해 영향력을 발휘할 수 있다
65	개인지향	여러 사람과 어울려 일하기보다는 혼자 일할 수 있다

제3장 임상병리학과 졸업 후 진로 분야

- 검체검사 : 환자로부터 채취된 혈액, 요, 배변, 객담, 조직, 세포 등을 검사하여 질병의 정확한 진단, 치료 효과의 판정, 질병의 예후 판정등을 실시하는 검사
- 생체검사 : 환자 인체에 직접 시행하는 검사이며, 환자에게 고통을 주지 않고 진단에 직접 연결되는 검사

분야		세부 분야
검체검사	진단검사의학	임상 화학
		진단 혈액
		진단 면역
		임상 미생물
		수혈의학
		분자 유전학
		세포 유전학
		검사 정보학
	진단병리	외과병리 검사실
		세포병리 검사실
		특수병리 검사실 면역조직화학 및 면역형광검사실 분자병리 검사실 전자현미경 검사실
	핵의학 체외	체외 검체 검사실
생체검사	신경계	뇌파검사
		24hrs 비디오 뇌파검사
		수면다원 검사
		근전도(신경전달속도)검사

분야		세부 분야
생체검사	신경계	유발전위 검사
		뇌혈류 검사
	순환계	심전도 검사
		운동부하 검사
		24hrs 심전도 검사
		심장 초음파 검사
		경동맥 초음파 검사
		기립경사도
		동맥경화협착 검사
	호흡계	폐기능 검사
		알레르기 검사
	기타생리	안과 검사
		이비인후과 검사
		내분비내과 검사
		심폐기능 검사
		내과
특수분야	건강검진센터	혈액 · 소변 검사
		심전도 검사
		폐기능 검사
		신체계측
		안저 · 안압검사
		청력검사
	수탁검사센터	녹십자 의료재단
		씨젠 의료재단
		이원 의료재단
		서울 의과학연구소(SCL)
		삼광의료재단
	건강관리협회	보건직(임상병리분야)

특수분야	질병관리본부	긴급상황 센터
		감염병관리 센터
		감염병연구 센터
		질병예방 센터
		장기이식관리 센터
		유전체 센터
	보건복지부	보건의료
		질병관리
		지원센터
	건강보험심사평가원	의료행위 관리
		치료재료 관리
		의약품 관리
		진료비 청구/심사
	보건소	보건직 공무원 7급 공무원 9급 공무원
		의료기술직공무원
	수사과학연구소(CSI)	법생화학부
		법공학부
		중앙법의학센터
	혈액원	문진 · 채혈
		혈액형 검사 및 적격여부 검사
		혈액관리 및 혈액제제
	군무원	국방부 직할부대
		육군 · 해군 · 공군본부 및 예하부대
	연구소	국공립연구소
		대학 및 병원 부속연구소
		기업연구소
		해외연구소

특수분야	제약회사	연구부
		품질관리부
		영업부
	장비업체 & 시약업체	한국로슈진단
		지멘스
		한국애보트진단
		Genematrix
		씨젠
		I-SENS
	교수	대학교 임상병리학과
	공항검역관	사람 · 항공기 검역

복습하기 정답

1장

1. 1) ② 2) ① 3) ⑤ 4) ⑥ 5) ④ 6) ③ 7) ⑩ 8) ⑧ 9) ⑨ 10) ⑦
2. 1) ⑥ 2) ① 3) ③ 4) ④ 5) ⑤ 6) ② 7) ⑧ 8) ⑨ 9) ⑩ 10) ⑦
3. 1) 용혈 2) 뇨독증 3) 단핵구 4) 고혈압 5) 항생제 6) 빈혈 7) 기생충
   8) 예후 9) 간염 10) 내시경

2장

1. 1) 세포질 2) 병원체 3) 청력계 4) 지방소화효소 5) 근육조직 6) 앞쪽 7) 배쪽의
   8) 먼쪽, 말단의 9) 세포 10) 엎드린 자세
2. 1) posterior 2) medial 3) deep 4) proximal
3. ④ 4. ② 5. ② 6. ③ 7. ② 8. ①

3장

1. 1) 응급검사 2) 복수 3) 정확도 4) 정밀도 5) 관절액 6) 말초혈액 7) 진단검사의학
   8) 임상병리사 9) 표준편차 10) 뇌척추액

4장

1. 1) ③ 2) ⑤ 3) ④ 4) ⑥ 5) ② 6) ①
2. 1) ⑥ 2) ② 3) ① 4) ④ 5) ⑤ 6) ③
3. 1) ⑥ 2) ② 3) ③ 4) ⑤ 5) ④ 6) ①
4. 1) 혈액학 2) 항응고제 3) 형태학 4) 호염기구 5) 전골수구 6) 중성구감소증
   7) 백혈구성분채집술 8) 조혈 9) 그물적혈구 10) 응고

5장

1. 1) ③ 2) ⑤ 3) ② 4) ⑥ 5) ① 6) ④
2. 1) ③ 2) ① 3) ② 4) ④ 5) ⑤
3. 1) ⑥ 2) ① 3) ⑤ 4) ④ 5) ② 6) ③
4. 1) 갑상샘저하증 2) 전기영동 3) 간염 4) 골다공증 5) 당뇨 6) 지단백 7) 관절염
   8) 소변검사 9) 황달 10) 췌장절개술

6장

■ 미생물의 감염과 병원성 관련 의학 용어

1. 1) ② 2) ③ 3) ⑤ 4) ④ 5) ① 6) ⑥

2. 1) ② 2) ④ 3) ① 4) ⑥ 5) ③ 6) ⑤

3. 1) 감염 2) 병원성 3) 풍토의 4) 소독, 방부 5) 가압증기멸균기 6) 외독소 7) 내독소
8) 범세계 유행성 9) 미생물 10) 무균

용어(word)	어근(root)	접두사(prefix)	접미사(suffix)	의미(meaning)
host	host 주인			숙주
infection	infect 만들다	in 안으로		감염시키다
pathogenicity	path 질병을 야기하다		gen 생산하다	병원성
virulence	virus 독이 있는			독력
toxin	toxin 독소			독소
endemic	demic 사람들	en 안		풍토의
pandemic	demic 사람들	pan 모든		범세계 유행성
antisepsis	sepsis 부패, 부식	anti 에 반대하여		소독, 방부
sanitization	sanit 건강하게 만들다			소독, 위생화
nosocomial	noso 질병			병원내의
autoclave	clave 잠그다	auto 자리 스스로		가압증기멸균기
exotoxin	toxin 독소	ex 밖		외독소
endotoxin	toxin 독소	endo 안		내독소
microbe		micro 작은		미생물
asepsis	sepsis 부패, 부식	a 없이		무균
septicemia	sepsis 부패, 부식		emia 혈액	패혈증
bacteremia	bacteria 세균		emia 혈액	균혈증
fungemia	fugus 진균		emia 혈액	진균혈증
viremia	virus 바이러스		emia 혈액	바이러스혈증
pathogen	path 질병을 야기하다		gen 생산하다	병원체

■ 세균 관련 의학 용어

1. 1) ④ 2) ⑤ 3) ③ 4) ② 5) ⑥ 6) ①

2. 1) ② 2) ⑥ 3) ⑤ 4) ④ 5) ① 6) ③

3. 1) 호기성균 2) 열의 3) 알균, 구균 4) 막대균, 간균 5) 포도알균 6) 사슬알균 7) 화농소
8) 폐렴 9) 혐기성균 10) 오염

용어(word)	어근(root)	접두사(prefix)	접미사(suffix)	의미(meaning)
aerobe	aer 공기			호기성균
febrile	febr 열			열의
coccus	coccus 구형			알균, 구균
bacillus	bacillus 막대			막대균, 간균
staphylococcus	staphylo 포도상			포도알균
streptococcus	strepto 뒤틀린			사슬알균
pyogenes	pyo 농			화농소
pneumonia	pneumo 폐			폐렴
anthrax	anthrax 부스럼			탄저병
contamination	contamin 부패한			오염
anaerobe	aer 공기	an 없이		혐기성균
dysentery		dys 나쁜		이질
excrete		ex 밖으로		배설하다
pseudomonas		pseudo 거짓		슈도모나스
microaerophiles	aer 공기	micro 작은		미호기성균
diplococci	coccus 구형	di 두 개의		쌍알균
diplobacillus	bacillus 막대	di 두 개의		쌍막대균

■ 진균 관련 의학 용어

1. 1) ③ 2) ② 3) ⑤ 4) ⑥ 5) ① 6) ④

2. 1) ② 2) ⑤ 3) ④ 4) ① 5) ③

3. 1) 곰팡이 2) 진균학 3) 균사체 4) 효모 5) 사상균 6) 균사 7) 피부진균
8) 흑반 9) 표재성 진균증 10) 피하 진균증

용어(word)	어근(root)	접두사(prefix)	접미사(suffix)	의미(meaning)
fungus	fungus 버섯			곰팡이, 진균
mycology	myco 곰팡이, 진균		logy 연구, 학문	진균학
mycelium	myco 곰팡이, 진균			균사체
yeast	yeast 발효된다			효모
hypha	hypha 망			균사
dermatophyte	derm 피부			피부진균
dermatomycosis	derm 피부		osis 상태	비푸진균증
tinea nigra	nigra 흑색질			흑반
black piedra	piedra 돌			흑색사모증
whilte piedra	piedra 돌			백색사모증
superficial mycosis	myco 곰팡이, 진균	super 위에, 넘어	osis 상태	표재성 진균증
subcutaneous mycosis	myco 곰팡이, 진균	sub 아래에	osis 상태	피하 진균증
mycologist	myco 곰팡이, 진균		logist 전문가	진균학자
mycosis	myco 곰팡이, 진균		osis 상태	진균증

■ 바이러스 관련 의학 용어

1. 1) ⑤ 2) ② 3) ① 4) ④ 5) ⑥ 6) ③

2. 1) ② 2) ③ 3) ①

3. 1) 바이러스 2) 캡시드 3) 잠복기 4) 백질뇌증 5) 종양발생의 6) 합포체 7) 간염 8) 전염성 홍반 9) 세포병변효과 10) 중합효소연쇄반응

용어(word)	어근(root)	접두사(prefix)	접미사(suffix)	의미(meaning)
virus	vir 독			바이러스
capsid	caps 덮다			캡시드
incubation	incub 에 의하다			잠복기
leukoencephalopathy	leuko 흰, 백색			백샐뇌증
oncogenic	onco 암			종양발생의
hepatitis	hepato 간		itis	간염
syncytium	cyti 세포	syn 함께		합포체
erythema infectiosum			iosum ~에 관계된	전염성홍반

■ 기생충 관련 의학 용어

1. 1) ② 2) ④ 3) ① 4) ⑤ 5) ③

2. 1) ② 2) ④ 3) ① 4) ③

3. 1) 기생충 2) 말라리아 3) 모기 4) 애벌레 5) 매개충, 매개동물 6) 외부기생충
7) 내부기생충 8) 아메바충

용어(word)	어근(root)	접두사(prefix)	접미사(suffix)	의미(meaning)
parasite	sitos 음식	para 옆에서		기생충
malaria	aria 공기	mal 나쁜		말라리아
mosquito	mosquito 날다			모기
larva	larva 감추다			유충, 애벌레
amoebiasis	amoeb 아메바		sis 상태	아메바증
vector	vector 수송			매개충, 매개동물
ectoparasite	ecto 밖에	para 옆에서		외부기생충
endoparasite	endo 안에	para 옆에서		내부기생충

7장

■ 림프계 관련 의학 용어

1. 1) ⑥ 2) ① 3) ② 4) ④ 5) ⑤ 6) ③

2. 1) ③ 2) ④ 3) ① 4) ⑤ 5) ② 6) ⑥

3. 1) 면역 2) 림프, 림프액 3) 림프절 4) 편도 5) 비장 6) 비기능항진증 7) 비장절제
8) 림프부종 9) 면역력 10) 거비증

용어(word)	어근(root)	접두사(prefix)	접미사(suffix)	의미(meaning)
immune	immune ~로부터 보호			면역
lymph	lymph 치우다			림프, 림프액
node	node 매듭			결절
tonseil	tonsil 편도			편도
adenoid	aden 선, 샘			아데노이드
spleen	splen 비장			비장
lymphedema	edema 부종			림프부종

용어(word)	어근(root)	접두사(prefix)	접미사(suffix)	의미(meaning)
lymphangiogram	lymphangio 림프관		gram 기록	림프관조영도
hypersplenism	hyper 과도한			
immunity	immune ~로부터 보호		ity 상태	면역력
immunology	immune ~로부터 보호		logy 연구	면역학
immunologist	immune ~로부터 보호		logist 학자	면역학자
immunization	immune ~로부터 보호		ization 과정	면역법
lymphatic	lymph 치우다		atic ~에 관계된	림프의
tonsilectomy	tonsil 편도		ectomy 제거	편도 절제
splenectomy	splen 비장		ectomy 제거	비장 절제
lymphadenectomy	lymph 치우다		ectomy 제거	림프절 절제
tonsillitis	tonsil 편도		itis 감염	편도염
lymphadenitis	lymph 치우다		itis 감염	림프절염
splenomegaly	splen 비장		megaly 확대	거비증
lymphoma	lymph 치우다		oma 종양	림프종

■ 면역계 관련 의학 용어

1. 1) ⑤ 2) ③ 3) ⑥ 4) ④ 5) ② 6) ①

2. 1) ③ 2) ⑤ 3) ② 4) ④ 5) ①

3. 1) 항독소 2) 항체 3) 항원 4) 면역글로불린 5) 백신 6) 형질세포 7) 식세포
8) 대식세포 9) 자가면역 10) 아나필락시스, 과민

용어(word)	어근(root)	접두사(prefix)	접미사(suffix)	의미(meaning)
antibody	body 물질	anti ~ 반대하여		항체
antigen	gen 생산하다			항원
specificity	specif 종	anti ~ 반대하여	ity 상태	특이성
discrimination	crimin 구별하다			식별
immunoglobulin	immune ~로부터 보호			면역글로불린
immune serum	immune~로부터 보호			면역혈청
vaccine	vaccin 소와 관련한			백신

용어(word)	어근(root)	접두사(prefix)	접미사(suffix)	의미(meaning)
plasma cell	plasma 무엇을 형성하는			형질세포
phagocyte	phago 먹다		cyte 세포	식세포
phagocytosis	phago 먹다		sis 상태	식작용
complement	complet 끝마치다			보체
immunosuppression	suppress 누르다			면역억제
anaphylaxis	phylaxis 보호			아나필락시스
immunodeficiency	defici 실패			면역결핍
opportunistic infection	opportunist 편리한 접근			기회감염
macrophage	phage 먹다	macro 큰		대식세포
antitoxin	toxin 독소	anti ~에 반대하여		항독소
hypersensitivity		hyper 지나친, 과도한		과민성
autoimmune	immune ~로부터 보호	auto 자신		자가면역
vaccinate	vaccin 소와 관련한		ate 행동	백신을 투여하다
vaccination	vaccin 소와 관련한		ation 과정	백신 투여

8장

1. 1) ⑥ 2) ④ 3) ① 4) ③ 5) ⑤ 6) ②
2. 1) 무정자증 정자없음증 2) 위축 – 세포질의 상실로 인해 세포의 크기 및 기능이 감소하여 조직이나 장기의 부피를 감소시키는 것을 말한다. 3) 질확대경–질(vagina)이나 자궁목(자궁경부, cervix)의 조직검사를 위해 질 내에 삽입하는 기구 4) 포매 5) 양수 6) 난소 7) 자궁 8) 화생 9) 괴사 10) 위축
3. ② 4. ④ 5. ⑤ 6. ③ 7. ②

9장

1. 1) ⑤ 2) ① 3) ② 4) ③ 5) ④ 6) ⑩ 7) ⑨ 8) ⑧ 9) ⑦ 10) ⑥
2. 1) ⑩ 2) ⑨ 3) ⑧ 4) ⑦ 5) ⑥ 6) ⑤ 7) ④ 8) ③ 9) ② 10) ①
3. 1) 허혈 2) 폐포염 3) 혈관종 4) 가슴통증 5) 부정맥 6) 무산소증 7) 심내막염 8) 범부비동염(온코곁굴염) 9) 심장비대 10) 동맥경화증

▶▶ 저자진

• **심문정**	안산대학교	• **윤희준**	경동대학교
• **강윤정**	안산대학교	• **이종원**	서영대학교(광주)
• **강윤정**	동의과학대학교	• **이지웅**	서영대학교(파주)
• **강효진**	호남대학교	• **장유지**	호남대학교
• **김재경**	단국대학교	• **장혜진**	대구보건대학교
• **김정호**	부산가톨릭대학교	• **정한나**	김해대학교
• **박상남**	경동대학교	• **조혜연**	대전과학기술대학교

임상병리사를 위한

핵심 의학용어

2025년 2월 15일 초판 인쇄
2025년 2월 20일 초판 발행

저　　자 심문정 · 강윤정 외
발 행 인 배영환 외
발 행 처 도서출판 의학교육
등록번호 제 2013-114 호
주　　소 서울시 영등포구 영중로 138-1(영등포동 8가 80-2) 드림프라자 B 901호
Tel. 02) 2637-4806, 4863 Fax. 02) 2637-4807
홈페이지 www.medipub.co.kr
E-mail okpress1208@naver.com
정　　가 30,000 원
I S B N 979-11-6127-252-8 93510